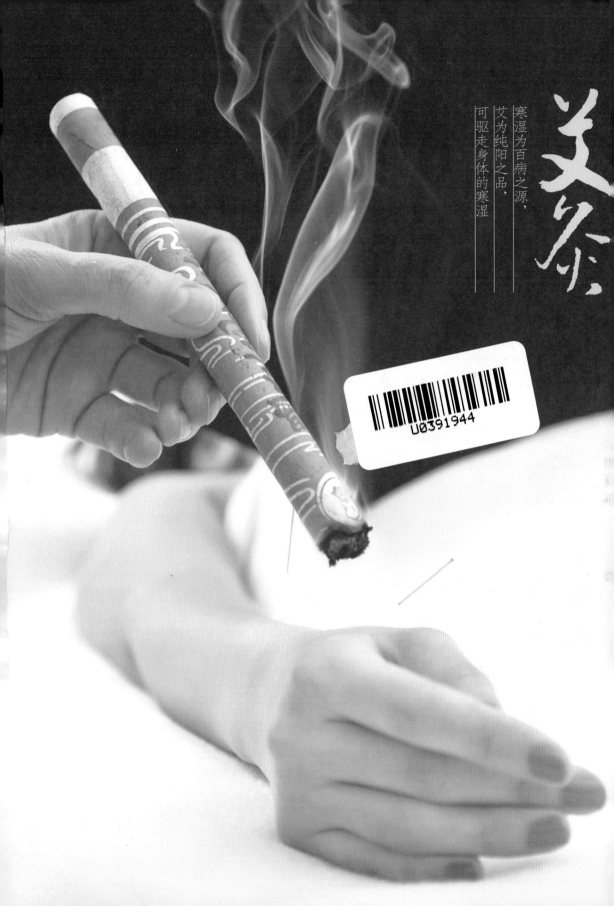

艾灸

寒湿为百病之源，
艾为纯阳之品，
可驱走身体的寒湿

U0391944

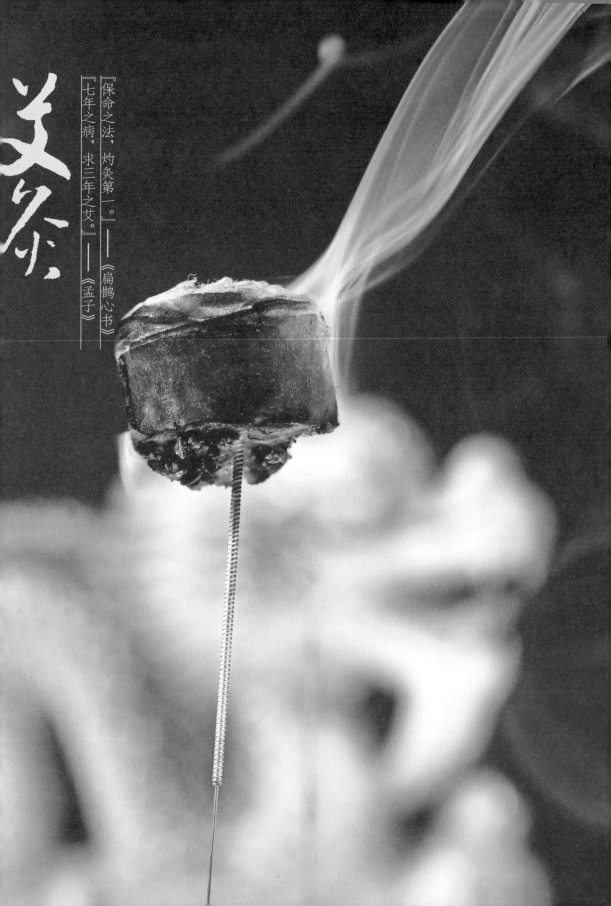

艾灸

『保命之法，灼灸第一。』——《扁鹊心书》

『七年之病，求三年之艾。』——《孟子》

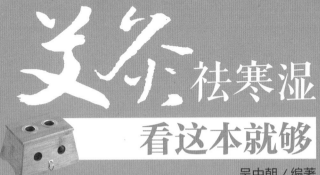

艾灸祛寒湿

看这本就够

吴中朝 / 编著

全国百佳图书出版单位

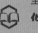

化学工业出版社

·北京·

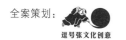

全案策划：

逗号张文化创意

主　　编：吴中朝

副主编：姜舒文　张腾方

编写人员：张　帆　陈春霞　陈海燕　单国英　道志香

单玉翠　邓秋霞　丁　红　丁双玉　杜辉红

段洪庭　崔先凤　程辉云　程　霞　龚彩霞

符元凤　付　瑞　马　娟　林昌兰　廖先云

李思兰　江世双　贾　真　蒋元珍　胡玉珍

胡　玉　刘月华　龙庆珍　柳翠红　申国英

傅翠英　何　辉　何元珍　贺春英　胡明桃

贾国英　黄玉翠　黄珍香　江代红　简东方

兰梦思　马进平　卢春红　鲁　云　陆天燕

罗华林　马春香

图书在版编目（CIP）数据

艾灸祛寒湿看这本就够／吴中朝编著 .—北京：化学工业出

版社，2016.2（2025.2 重印）

ISBN 978-7-122-26016-1

Ⅰ.①艾…　Ⅱ.①吴…　Ⅲ.①艾灸　Ⅳ.① R245.81

中国版本图书馆 CIP 数据核字（2015）第 314350 号

责任编辑：高霞　杨骏翼　　　　　　装帧设计：逗号张文化创意

责任校对：宋夏

出版发行：化学工业出版社　（北京市东城区青年湖南街 13 号　邮政编码 100011）

印　　装：北京瑞禾彩色印刷有限公司

710mmx1000mm　1/16　印张 15　字数 300 千字　2025 年 2 月北京第 1 版第 19 次印刷

购书咨询：010-64518888　　　　　　　售后服务：010-64518899

网　　址：http://www.cip.com.cn

凡购买本书，如有缺损质量问题，本社销售中心负责调换。

定　　价：39.80 元　　　　　　　　　　　　　版权所有　违者必究

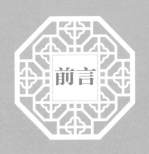

前言

你是否很容易感觉到身体沉重，浑身不清爽？

你是否有颈肩腰痛？

你是否容易感冒？

你是否每每被痛经困扰？

……

可能，你体内正聚集着寒湿毒。

无论寒或湿，都是长期不良的生活习惯和环境共同作用下积蓄的，如果不能及时清除，都有可能最终导致疾病的发生。

中医里有六淫邪气，分别为风、寒、暑、湿、燥、火。其中，寒主收引，其性凝滞。寒邪入侵皮肤表层则表现为风寒感冒，出现恶寒无汗、颈项发紧、周身疼痛等症状；入侵经络关节则导致筋脉拘挛，肢体伸屈困难、疼痛；进一步入侵至脏腑，则伤及阳气。而且，寒邪容易与湿邪和风邪结伴，形成风寒与寒湿。中医讲"千寒易除，一湿难去"，意为寒湿更伤身体，如风湿性关节痛的主要祸因就是寒湿。

另外，体弱的人更易遭受寒湿的侵袭。中医认为，"虚则寒，寒则湿，湿则凝，凝则瘀，瘀则堵，堵则瘤，瘤则癌。"意思是说，体质虚弱的人，阳气不振，难以祛除寒邪，进而湿气侵袭，以致血运不畅。尤其是久坐不动的上班族，容易出现寒和瘀的双重特征。寒气引起气血瘀滞过久，则形成有形的肿块，表现为肿瘤。

祛除寒湿，非一日之功，重点在于驱动体内的气血，驱散寒湿。中医认为，艾灸就是补充和驱动阳气，祛除寒湿非常好的方法。

《扁鹊心书》说，"保命之法，灼灸第一"。艾灸对于虚寒证、女性痛经等，可以说是立竿见影。

本书图文结合，帮助读者即使不懂取穴，也可以很方便的在家艾灸，以去除小毛病，预防大疾病。

希望我们的努力能帮助你获得更加健康的身体。

艾灸

每天艾灸一刻钟，
寒湿去，百病消，乐活到天年

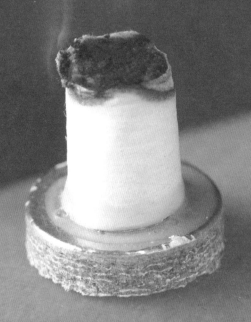

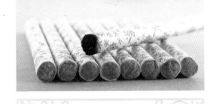

目录

第三章

常见小毛病艾灸方 ………………… 57

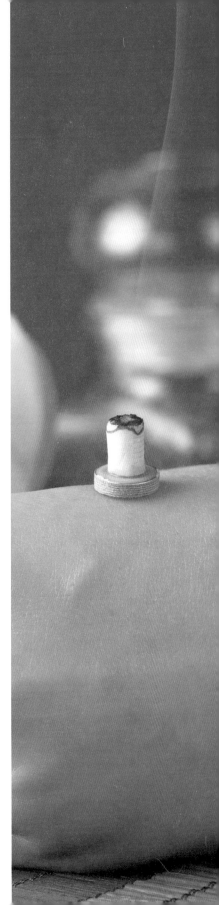

附录

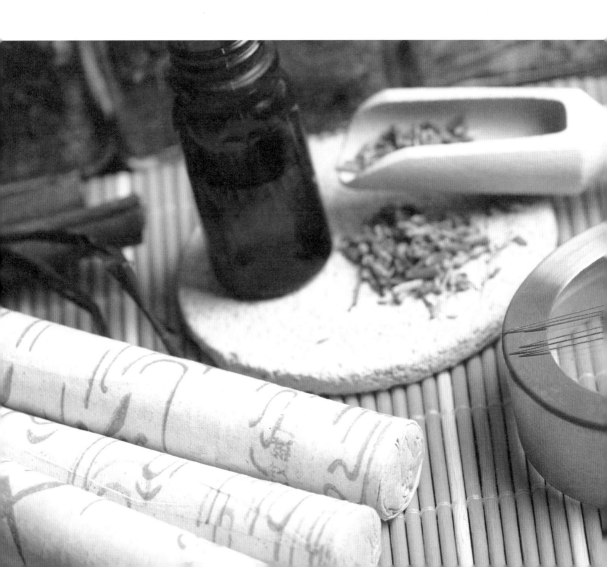

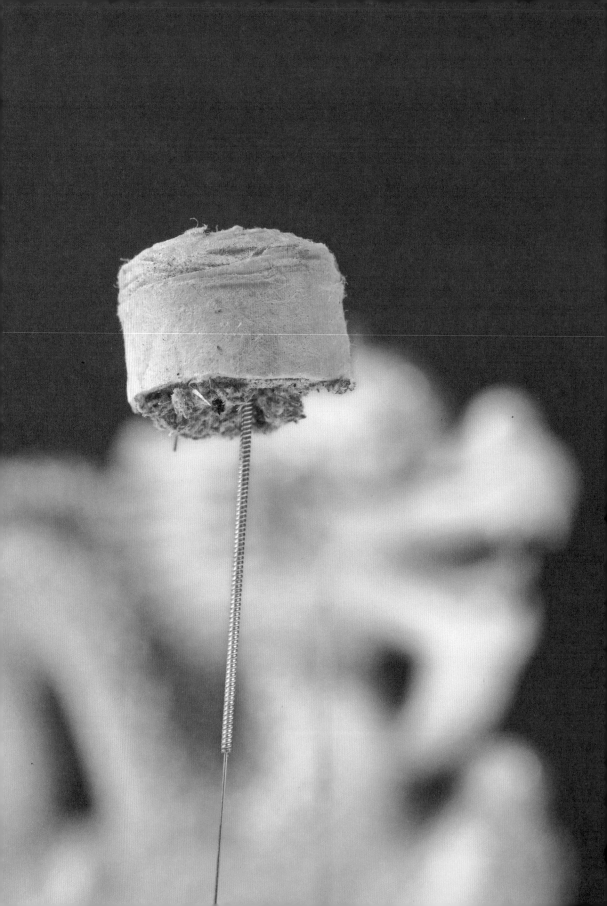

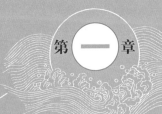

第一章

寒湿伤身有警示，
读懂体内寒湿信号

寒湿属外邪，外邪侵犯身体，总会通过某些部位反映出来，比如疲倦乏力、颈肩腰痛、容易感冒、痛经……只有读懂这些信号，我们才能及时祛除寒湿，保护好身体。

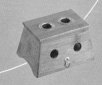

寒湿是毒，
体有寒湿生百病

寒湿伤阳，阳气不足，疾病趁虚而入

《黄帝内经》认为，万物之生由乎阳，人的生长壮老，皆由阳气主导；精血津液的生成，皆由阳气化来。如果人体没有阳气，体内就失去了新陈代谢的活力，不能供给能量和热量，生命就要停止，所谓"阳强则寿，阳衰则夭"，就是这个道理。

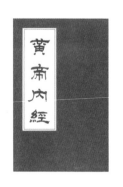

◆ 寒湿最损人体阳气

寒邪最大的特点就是凝滞，即不通畅，会导致肌肉、血管、神经等的收缩和痉挛，造成机体组织缺血缺氧，影响阳气与血液的运行。湿邪的特点则是黏滞，会阻碍阳气的生成、宣发和疏泄。

人体在健康的状态下，阴阳处于平衡状态，寒湿难以入侵，但一旦感受寒湿，就会阻滞阳气的运行，使血流不畅，出现肌肉疼痛、关节痉挛等。如果湿困脾胃，损伤脾阳，还会因脾肾阳虚而致水湿停聚，表现为畏寒肢冷、腹胀、泄泻或浮肿等。所以，寒湿是最损伤人体阳气的。

◆ 寒湿交织，百病由生

中医常常将寒湿同提，是由于寒邪与湿邪常相附相生，病情交织。古代医家更偏重于论治寒邪，张仲景在《伤寒杂病论》中对于寒邪有详细的论述，他将很多疾病都归因于寒邪入侵。在他生活的那个时代，人们忍饥受冻，疾病自然是以寒邪为主。不过随着生活环境的改变，如今单纯的伤寒已经很少见了，多是寒邪与湿邪交织。这种寒与湿交织会在人体形成一股浊重之气，严重阻碍人体气机，从而成为各种疾病的源头。

◆ 夏季寒湿尤易上身

在生活中，我们可能经常会注意到这样的现象，就是冬天很少见到着凉感冒的人，反而是夏天常有这样的病症发生。冬天气温低，受寒湿侵犯容易理解，而夏天天热，怎么还会有寒湿呢？

其实，这正是现代人不良的生活习惯造成的。炎炎夏日，人们多待在空调房中，身体该出汗时却被空调冷气所阻，汗液发不出来就淤积在体内，导致体内湿邪堆积，造成阳气虚衰。

尤其是到了长夏季节，湿气达到最盛。而人体五脏中脾最喜燥恶湿，长夏湿气过盛，就容易损伤脾脏。脾主运化，负责将水谷精微输送给各个脏器，脾的这种传输作用对生命来说至关重要，故而中医将其称为人的"后天之本"。而体内湿气过重会导致脾脏功能得不到正常发挥，人体各器官得不到充足的营养，自然就会出现问题，导致生病。

◆ 寒湿为病，变化多端

寒湿侵入身体，一时不容易祛除，因为它往往不会待在一个地方，而是会影响身体多个脏器或部位，其中头部、心脏和肺脏，是寒湿为患的"重灾区"。

湿寒滞头，阻遏阳气，清阳不升，浊阴不降，会导致脑功能失常，如头晕目眩、晕倒、恶心呕吐等。

湿寒滞心，胸阳不展，心脉痹阻，引起心血管管腔变窄，导致冠心病发病，常表现为心前区憋闷疼痛，甚则剧烈绞痛；动则气短心慌等。

湿寒滞肺，肃降失司，升降不利，则会气逆喘咳，表现为气短气急、咯泡沫状稀白痰、口干不欲饮等。

当然，寒湿为病绝不仅仅限于以上所述，所以身体有寒湿的人，应及早祛寒除湿才是。

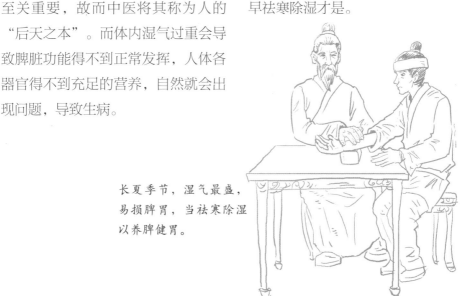

长夏季节，湿气最盛，易损脾胃，当祛寒除湿以养脾健胃。

寒湿困脾，引发高血脂

寒湿入体容易滞留，最容易影响的当属脾，人体五脏之中，脾属土，最怕寒湿，一旦寒湿困脾，脾失健运，就会生痰，导致气机不畅。而高血脂的发病，脾失健运是重要因素。

◆ 高血脂，其因在脾

脾主运化，主升清，为后天之本，气血生化之源，这其中也包括了血中膏脂的生成与转输。

血中膏脂来源于水谷精微，对人体具有濡润、补益、充养的作用。膏脂的生成与转输有赖于脾的生理功能，如果脾虚运化无力，或清气不升，浊阴独留而为痰浊，或脾不散精，精微不布，聚津为湿，聚湿为痰。过多的痰湿不能及时转化和排泄，留而不去，即成痰浊。痰浊一旦形成，既阻碍脾胃的运化功能，使脾虚更甚，加重脂浊生成，又直接浸淫血脉，造成高血脂、动脉粥样硬化等心脑血管疾病。

◆ 脾虚生痰瘀，带来高血脂

导致高血脂的原因有很多，而痰浊内阻是一个非常重要的因素。

脾虚不但生痰，而且生瘀。脾为气血生化之源，脾虚则诸气必虚，气虚则血流迟缓滞涩而形成瘀血。而瘀血形成后也将导致或加重高脂血症。

现代研究也表明，脾虚和瘀血都会使脂质升高，血液黏滞性增加，容易形成瘀血，进而引起高脂血症的发生。临床实验已证实，高脂血症往往伴有血液流变学的改变，具有"浓、黏、聚、凝"的特点。因此，防治高脂血症，祛湿健脾是很重要的一环。

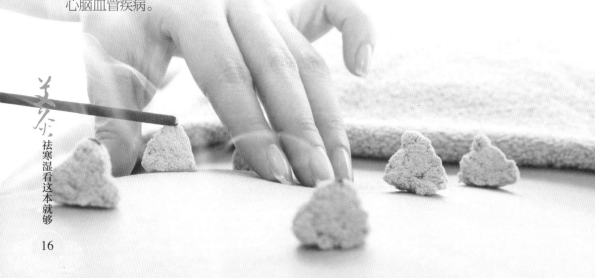

寒湿内结易生癌

现代所说的癌症，大致相当于中医所说的"癥瘕积聚"。关于癌症的病因，中医认为多与气结、痰凝、瘀血、热毒郁结等有关。所谓痰凝，很大一部分就与寒湿有关系。

◆ 痰湿者更容易患癌

我国古代医家提出"百病多由痰作祟"。中医认为痰湿日久便会形成肿块，所以说，癌症的形成，也与痰湿脱不了关系。

临床上也发现，癌症患者很大一部分属于痰湿体质。痰湿蕴结在体内，会使脏器失去正常的运行规律，导致水湿代谢失常，这些代谢产物及毒素不能排出体内，遍布人体经络和脏器中，久而久之便会导致癌症。

◆ 癌症源于阳气不足

《黄帝内经·素问·生气通天论篇》中说："阳气者，若天与日，失其所，则折寿而不彰。"阴阳的关系不是对等的，阳气是主要的，阳主阴从。如果阳气失于敷布，阴寒得以凝聚，就会给肿瘤的生长以机会。而寒湿则是导致阳气不足、阴寒凝聚的重要原因。

艾灸背部腧穴可疏通经络，提升阳气，抵抗病邪的入侵。

◆ 防癌要先调好脾胃

人体的元阳藏于肾，离不开后天脾胃的滋养，元气的升降出入也需要依赖脾升胃降来完成。如果饮食不当，寒湿生于脾胃，就会导致脾胃虚寒。临床上很多癌症患者都有脾胃虚寒的问题，所以防癌首先要把脾胃调理好，这样人体元阳才能充足，有效抵御疾病。

当然，癌症的病因是多方面的，这里仅就寒湿这个因素略作分析，不同原因导致的癌症，在调理方面也应当各有侧重。

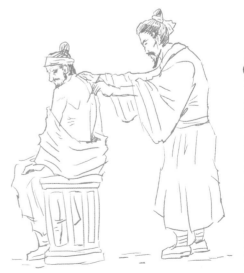

寒湿最伤关节，诱发各种关节痛

关节是我们身体最容易发生疼痛的部位，关节疼痛主要有两个原因，一是过劳或扭伤，二是风寒暑湿燥等外邪侵犯，致使气血受阻，这类疼痛中医称为"痹症"，这其中寒湿侵扰尤为明显。

◆ 外感寒湿最伤关节

中医认为，寒湿包括外感寒湿和内生寒湿两个方面。造成关节疼痛的寒湿主要是来自外部的，即外感寒湿。外感寒湿邪气，气血运行受阻，往往就会发生以关节、筋骨疼痛为常见证候。

寒湿性关节痛，主要表现为四肢关节疼痛、颈肩酸痛、肩周炎、腰酸背痛等症状，疼痛部位越多，时间越长，代表体内寒湿越重。

◆ 温阳通络是治痹证的根本方法

中医认为，人体的卫气是阻挡外来邪气的屏障，卫气是人体阳气的一部分，阳气旺盛，则内能养脏腑，外能拒虚邪贼风入侵机体，虽感受风寒湿气也不会形成痹证。如果阳气内虚，风、寒、湿气乘虚而入，导致气血阻滞，脉络不通，关节疼痛就不可避免。因此，阳气内虚是形成痹证的根本原因。治痹证的根本方法就是温阳通络，振奋和固护机体的阳气。

温阳通络、振奋阳气最简单有效的方法就是艾灸。可不受固定穴位的限制，对着经脉关节的疼痛处自上而下地熏灸，可以把体内淤积的寒湿之气驱赶出来。每天睡觉前熏灸1次，然后立刻钻进被子里睡觉，治疗的效果最好。

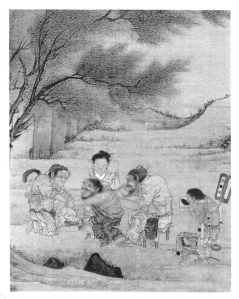

寒湿生痹证，艾灸可温阳通络除痹。

艾灸 祛寒湿看这本就够

十女九寒，女性疾病大都由寒湿引起

女人天生属阴，生理上的特点和病痛，决定了女人要不断地、更多地消耗阳气。很多女性经常性的手脚冰凉，还有的人直接就是宫寒，中医上讲"十女九寒"，其实说的就是女人的宫寒。

◆ 宫寒是妇科疾病之源

所谓宫寒，是指女性肾阳不足，胞宫失于温煦所出现的下腹坠胀、疼痛，得热则缓和，白带多、痛经、月经失调、脉沉紧、舌苔薄白多津为主要症状者。宫寒最大的危害是会引发各种女性疾病。

宫寒会导致卵巢疾病的发生，造成排卵障碍，促使女性激素水平下降，从而影响正常的月经，影响受孕生育。此外，宫寒的女性更容易患上一些妇科急慢性炎症，如阴道炎、宫颈炎、子宫内膜炎、附件炎等。

◆ 为什么女性容易宫寒

女性宫寒，除了本身的身体属阴寒，生活方式也是很重要的因素。

衣着清凉 很多女性喜欢穿裙子、露脐装，很容易耗损阳气，下半身着凉会直接导致女性宫寒。再如夏天吹空调，不知不觉身体就受到寒冷的"折磨"，导致宫寒，出现手脚冰冷、浑身无力、食欲不振甚至月经不调的症状。

快速减肥 快速瘦身无非是采用峻烈猛药，以非正常手段排出体内多余的水分和脂肪。这在中医看来，等于身体在短时间内丢失了大量的营养物质，寒邪很可能趁虚而入，攻击子宫。

饮食寒凉 吃了过多寒凉、生冷的食物后，这些食物进入体内会消耗阳气，导致寒邪内生，侵害子宫。

流产 精卵的结合及胎儿的生长，需要消耗女性大量的能量物质，所以怀孕中的女性会容易身体不适、长色斑等。而流产就相当于突然全部扔掉那些能量物质，需要损耗人体大量的阳气，如果休养不到位，阳气久耗，子宫失去温煦，宫寒就会随之产生。

寒湿让人虚火不断

寒湿对人体的影响，不仅在于寒凉和湿，还有火。很多人明明体内有湿，但反映出来却是身体燥热；还有些人总是长疮长痘，中医诊断会说是寒湿重，这些都是寒湿生火的表现。

◆ 寒湿入体易生火

《黄帝内经》里说："今夫热病者，皆伤寒之类也……人之伤于寒也，则为病热。"指出若寒邪过盛，身体内表现出的就是热象、热病，也就是说这些火实际上是由寒引起的。

为什么寒重反而会引起"火"呢？因为，身体内的寒重造成的直接后果就是伤肾，引起肾阳不足、肾气虚，造成各脏器功能下降，血液亏虚。肾在中医的五行中属水，水是灌溉、滋润全身的，当人体内的水不足时，就如大地缺水一样，身体会感到燥热。

我们身体内的脏器也是一样，每个脏器的工作都需要水的支持，如果缺少了水的滋润，就易生热。最典型的是肝脏，肝脏属木，最需要水的浇灌，而一旦缺水干燥，肝火就非常明显。

◆ 寒湿生的是虚火

关于人体内的"火"，中医将其分为实火和虚火。

虚火也称为阴虚火旺，所谓阴虚火旺，并不是指真的上火了，而是阴被消耗得太多，阳相对比较旺盛，致使身体出现反复口腔溃疡等一系列虚火的不适症状。体有寒湿者，所生的火都是虚火。

实火称为阳亢，也就是阳太亢盛了。若身体的阴维持在正常值不变，而阳上升了，则会出现牙龈肿痛等一系列实火的症状。

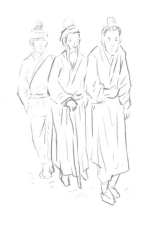

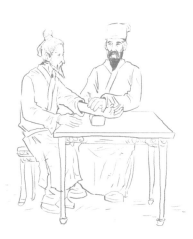

◆ 去虚火，宜补不宜泻

很多人一上火，就想到要用泻火、清火、降火的寒凉药物进行治疗，这种情况下，反而使得寒上加寒、虚上加虚，越治火越大。

去虚火，实际上反倒是要用补的方法，最好的方法就是艾灸。通过艾灸，肾阳之火、肾气就不断得到充实，身体自然就强壮起来，各种虚火自然就消退了。再用温热的食物来补，也不会出现上火的问题。

◆ 运动也能去虚火

经常运动的人都有这样的体会，只要运动开了，出汗了，就会感到身体内的燥热自然消失了，浑身轻松了，心情舒畅了。这是因为运动后体温明显升高，血液循环加快，出汗在排出寒湿的同时也带走了虚火、疏通了经络。这与艾灸的道理实际上是一样的。

虚火与实火的症状

虚火	经常口腔溃疡、牙痛、咽痛、口干口渴；五心烦热（双手心、双脚心、胸口，合称五心），睡觉时手和脚总是不自觉地伸到被子外面；失眠烦躁，难以入睡；脸上长痘，嘴唇干燥起皮；眼睛干涩或视物模糊；午后颧部发红，眩晕、耳鸣等。
实火	口干口渴，喜喝冷水；便秘，口臭，脸上长痘；脚臭；容易出汗，脾气大，爱发火；眼睛红肿，牙龈肿痛；小便黄赤，大便秘结等。

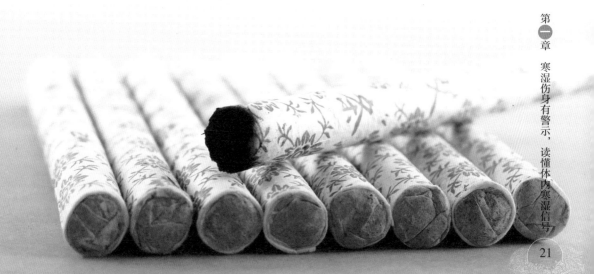

体内寒湿的
十个信号

 ## 体内有寒的5个信号

面色青白　　面色是人体健康的一面镜子，面色发白、发青，都是体内有寒的明显特征。颜色越是苍白，就代表寒气越重。

中医认为，血液的运行和生成靠阳气，寒气入侵阻碍了阳气的生成，气虚了，生血的功能就减退了，血就不能够营养面部，就会出现面色苍白的情况。

2 胃寒，经常腹痛、腹泻　　寒气入侵身体，总是先堆积在皮下的经络里，也就是"腠理"之中，时间久了会转移到相应的"腑"中。例如常见的"胃寒"就是这样形成的，当这种现象产生时，用手摸胃部，可以直接感觉其温度特别低。长期胃寒会导致脾阳受损，而出现脘腹冷痛、呕吐、腹泻等症状。

关节痛　　人体气血津液的运行全赖一身阳气的温煦推动。阴寒邪盛，阳气受损，温煦推动失职，则经脉气血为寒邪所凝而阻滞不通，不通则痛，故寒邪伤人多见关节肌肉疼痛。

4 下肢发胖　　人体下部最易受寒，由于寒气会阻碍经络的流通，细胞所产生的垃圾无法排出，寒气和垃圾累积多了就会使大腿显得特别的胖。如果这个人喜欢运动，大腿部位的寒气和组织废物所形成的垃圾会往下流动，转而堆积到小腿肚上，形成萝卜腿。

易伤悲，总想哭　　寒气太重，或在体内日久，会逐渐转移到肺脏，导致肺功能逐渐降低。肺主悲忧，肺虚的人往往容易出现悲愁情绪，总是有想哭的感觉。

体内有湿的5个信号

舌苔厚腻

"舌为心之苗，又为脾之外候"，舌头是可以敏感地反映出我们身体状况的。健康的舌淡红而润泽，舌面有一层薄薄的舌苔，干湿适中，不滑不燥。如果发现自己舌苔很厚腻，或者舌体胖大，舌头边缘有明显齿痕，就说明体内有湿。如果舌苔白厚，看起来滑而湿润，则说明体内还有寒。

如果湿气较重，除了舌苔厚腻外，还会伴有面色晦暗且发黄，早晨起床时眼皮浮肿，或眼袋明显等表现。

2 大便不成形

正常的大便是软硬适中的金黄色的条形，如果大便像熟得过度的香蕉一样外形软烂、黏腻，不成形，甚至粘在马桶上不易被冲走，这也说明你的体内有湿，消化吸收功能异常。体内有湿时大便的颜色还可能是发青，而且总有排不净的感觉。

食欲差

如果到了该吃饭的时候，没有饥饿的感觉，吃一点东西就感觉胃里胀胀的，在吃饭过程中还有隐隐的恶心感。说明脾胃功能较弱，导致这种问题的原因就是体内湿气过重，且这种现象更容易出现在夏季。

4 小腿发酸、发沉

湿气重的人起床后会感觉小腿肚发酸、发沉，还可能在短期内体重明显增加，而且有虚胖的表现，更严重的会出现下肢水肿等问题。

精神状态差

湿邪困遏阳气，清阳不升，清窍失养，则人的精神状态不佳；浊阴不降，则人常常会有胸闷的感觉，想长呼一口气才舒服，身体特别疲乏，懒得活动，有头昏脑涨之感，易困倦，记忆力减退。

寒湿是怎么产生的

外邪侵体，寒湿生于经络

人的皮毛腠理是抵挡外界邪气的一道屏障，同时也是一个开放的系统，寒湿邪气入侵，首先要突破的就是这层防御系统。

◆ 寒湿入侵，必犯经络

在皮肤这层防御系统之下，深藏着人体的经络系统，人体的五脏六腑、四肢百骸、五官九窍、皮肉筋骨等都需要通过经络的联系，才能相互配合、相互协调，完成整个身体的运转。寒湿突破外层防御后，首先侵犯的就是经络，一旦寒湿入侵并聚集经络，就会造成经络瘀滞。

◆ 寒湿入络会引发疼痛

《黄帝内经》中说："经络者，所以决死生，处百病，调虚实，不可不通。"经络瘀滞不通，会导致其通行气血、濡养脏腑的作用大打折扣。寒气是会沉积的，人在感受寒湿之后，如果不及时祛除，时间长了往往会出现身体的疼痛，若寒气留在关节，疼痛尤为明显，还会引发关节炎。所谓"不通则痛"，反映的就是经络瘀滞的问题。

◆ 寒湿入络有多种表现

寒湿具有凝滞的特性，凝滞之物多半会堆积于身体的下部，所以体内寒湿累积多了就会使人下肢显得臃肿，尤其是大腿外侧特别肿，因为这是足少阳胆经的循行路线，足少阳胆经是阳气初生的经络，此经络气血物质的运行变化过程中不断地被寒湿袭扰，如果寒湿邪气直中胆经，此处气血遇寒则凝，从而形成阻塞。

寒湿由人体不同的部位入侵经络，其表现也是各不相同的。比如，人体背后的寒气会积存在膀胱经，头顶的寒气会堆到头顶上，正面的寒气会积存在肺经和胃经中……所以寒湿入络还会造成头痛、咳嗽、脘腹冷痛等疾病或症状。

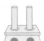 # 饮食失调，寒湿起于脾胃

饮食是导致体内寒湿的另一个重要因素。现代人喜食冷饮，喝大量啤酒、饮料等，不知不觉就让胃肠聚积了过多寒湿，如不及时祛除，就会妨碍整个身体气机的运行。

◆ 脾虚会让水湿滞留身体

食物通过胃的消化、脾的运化后，进入小肠，再进入大肠，由大肠传导出体外。饮食停留在小肠的这段时间，就是人体吸收营养的过程。

人体所需要的营养、水分全部从小肠吸收，小肠壁密密麻麻排着无数的毛细血管，这些毛细血管连通人体各个脏腑、部位，脏腑和人体所需的营养、水分都通过毛细血管吸收；同时也将多余的营养物质和水分通过毛细血管排到小肠，而脏腑和其他部位的细胞在吸收自己所需的水分以后，常常在体内形成了多余的水分。

这些多余的水分如果得不到脾脏的有效运化，不能有效地排出体外，就会形成人体的湿气。而现在越来越多的人因为饮食不当伤了脾脏，导致体内的水湿气得不到有效的运化，所以越来越多的人身上湿气过重。

◆ 寒凉饮食导致脾胃虚寒

身体有寒，最明显和直接的表现是脾胃虚寒。中医将其定义为脾胃阳气虚衰、阴寒内盛所表现的证候。

脾胃虚寒的因素有很多，如劳倦过度、久病或忧思伤脾等，但最常见的还是因饮食失调、过食生冷而起。胃是直接与饮食接触的器官，饮食的任何细微的变化都会直接刺激到胃。长期饮食生冷会让胃功能变得低下，进而呈现虚寒状态。

脾胃虚寒的人，常表现为如下症状。

1 因天气变冷或食寒冷食品而引发疼痛，疼痛时伴有胃部寒凉感，得温则症状减轻。

2 胃痛隐隐，绵绵不休，冷痛不适，喜温喜按，空腹痛甚，得食则缓，劳累或食冷或受凉后疼痛发作或加重。

3 泛吐清水，食少，神疲乏力，手足不温，大便溏薄，舌淡苔白，脉虚弱。

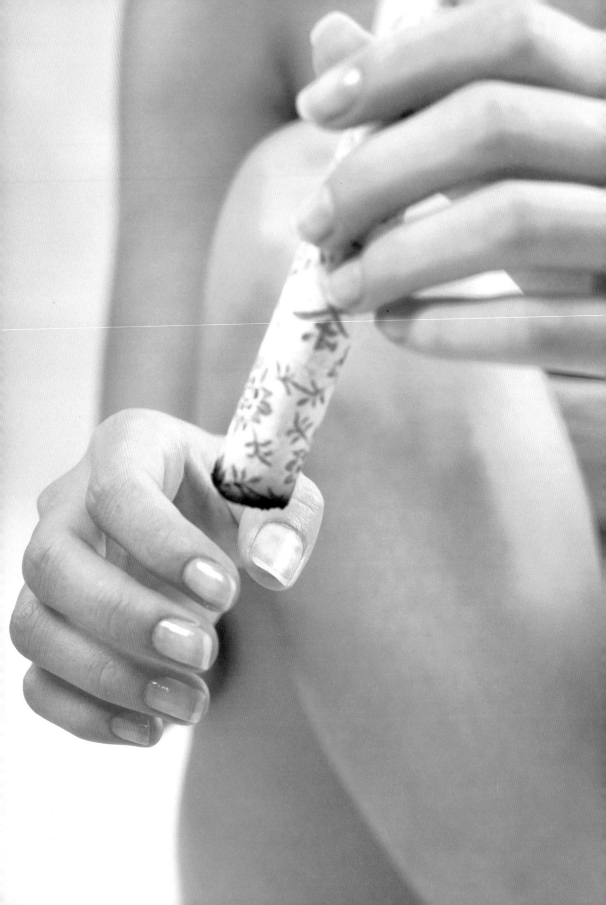

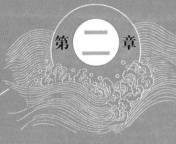

艾灸是最好的除寒湿方式

祛除体内寒湿最好的方法就是给予温暖刺激。艾灸以艾的辛散和火的温暖对经络穴位进行温热刺激，能起到温经散寒除湿的效果，是最简单有效的祛除寒湿方式。

艾为纯阳之品，可祛寒湿、温经络、除疾病

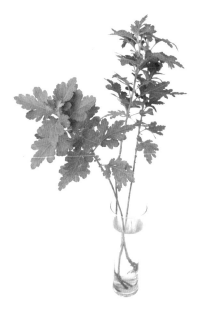

艾灸所用的材料是就是艾叶，中医之所以选用艾叶而不是其他材料，是有其道理的。

◆ 以艾施灸，古已有之

艾叶为纯阳之品，具有温经通络的作用。著名药物学家陶弘景在其《名医别录》中称"艾叶，微温，无毒，主灸百病……"

关于艾叶的作用，《本草纲目》中早有记载：艾以叶入药，性温、味苦，无毒，纯阳之性，通十二经，具回阳、理气血、逐湿寒、止血安胎等功效，常用于针灸。故又被称为"医草"。

用艾叶作施灸材料，有通经活络、祛除阴寒、消肿散结、回阳救逆等作用。

临床上，艾叶除了用来做成艾条、艾炷，还可以作为中药，如中医著名方药"胶艾汤""艾附暖宫丸"中均以艾叶为主要材料。

◆ 七年之病，求三年之艾

灸用艾叶，一般以越陈越好，故有"七年之病，求三年之艾"（《孟子》）的说法。《本草纲目》记载："凡用艾叶需用陈久者，治令细软，谓之熟艾。若生艾灸火则易伤人肌脉。"陈艾以颜色呈土黄色或金黄色、艾绒柔软无杂质者为上品。

陈艾叶的优点是含挥发油少，燃烧缓慢，火力温和，燃着后烟少，艾油已经完全挥发掉，不会对人体造成危害，而且渗透力好，艾灰不易脱落；而新艾则没有这些优点，新艾气味辛烈，含挥发油多，燃烧快，火力强，燃着后烟大，艾灰易脱落，容易伤及皮肤和血脉；新艾其中的挥发油没有完全挥发掉，不仅不能达到治疗效果，反而可能对人体产生一定的危害。

◆ 艾灸温经络、祛寒湿作用明显

艾灸的应用范围比较广泛，因其温经络、祛寒湿作用明显，尤其对慢性虚弱性疾病及风寒湿邪为患的病症为适宜。艾灸的作用具体来说有以下几个方面。

温通经络	经络是气血运行的通路，经络通畅，则气血运行、营养物质输布正常。寒湿等病邪，侵犯人体后，往往会闭阻经络，导致疾病的发生。艾灸可温暖肌肤经脉，活血通络，从而治疗寒凝血滞、经络痹阻所引起的各种病症。
行气活血	气血是人的生命之本，气血充足，气机条达，人的生命活动才能正常。艾灸可以补气、养血，还可以通调气机，并且能升提中气，使得气血调和以达到艾灸保健的目的。
祛湿散寒	气血的运行，遇寒则凝，得温则散。中医认为，血得热则行，得寒则凝，故一切气血凝滞的疾病，均可用艾灸来治疗。艾灸疗法通过对经络腧穴的温热刺激，起到温经通络、散寒除痹的作用，以加强机体气血运行，达到治疗和保健的目的。艾是纯阳之物，加上火的热力渗入，以阳气驱出阴邪，因而艾灸疗法对湿寒之证特别有效。
调节阴阳	人体阴阳平衡，则身体健康，而阴阳失衡人就会发生各种疾病。艾灸可以调节阴阳，使失衡的阴阳重新恢复平衡。
回阳救逆	艾灸有回阳救逆的作用。古书上记载："气阴两脱急取神阙、关元艾灸以回阳救逆"。 阳气虚弱不固，轻者下陷，重者虚脱。艾叶性属纯阳，火本属阳，两阳相合，可益气温阳，升阳举陷，扶阳固脱。

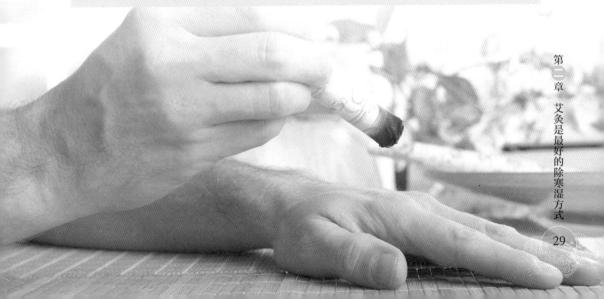

艾灸能增强身体免疫力，癌症患者宜常灸

艾灸治疗肿瘤具有悠久的历史，早在《黄帝内经》一书中，就有用艾灸治疗癥瘕积聚的记载，"癥瘕积聚"大致相当于我们现在所说的肿瘤。此外，《外科证治全书》中也有用艾灸治"茧唇"（唇癌）、用黄蜡灸治"翻花疮"（皮肤癌）的记载。现代临床上也应用灸法治疗某些恶性肿瘤，大多是作为手术、放疗、化疗等方法的辅助手段。

现代科学证实，灸法能加强白细胞的吞噬能力，加速各种特异性和非特异性抗体的产生，提高其免疫效应，增强人体免疫功能。同时艾灸还能改善人体各个系统的功能，提高人体的抗病能力，从而有利于多种疾病的康复。

◆ 艾灸能提升机体正气，扶正祛邪

癌症患者因癌魔的肆虐，体内邪气占据了上风，正气被压抑，导致身体极度衰弱。特别是手术、化疗更使体内元气受到了极大的损伤。

艾灸具有温经散寒、扶正祛邪、疏通经络、调和营卫、软坚散结、振兴机体功能的作用，可以明显改善患者的虚劳症状，使正气得到提升，增强机体的抗病能力。

艾灸补益主要是通过两种方法来实现的。一是直接补益，如对肾俞、命门等穴直接施灸，起到直接补益肾阳的作用；二是间接补益，比如艾灸足三里，可以调整脾胃功能，增强食欲，促进吸收，从而使气血充足，增强人体正气。

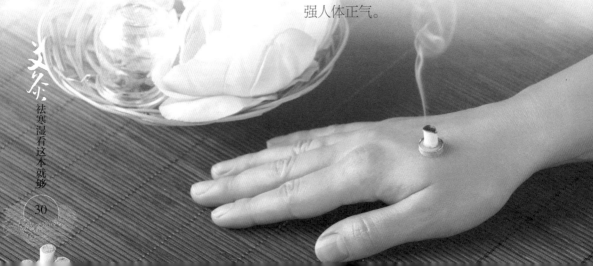

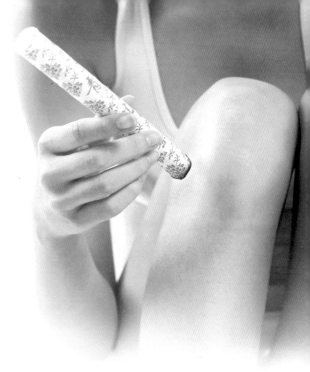

◆ 艾灸能提高机体免疫功能

肿瘤的产生和发展，与机体免疫功能低下有着互为因果的关系，机体在免疫功能低下时容易发生肿瘤，而肿瘤形成后更进一步损伤了正气，使免疫功能缺损加重。大量的临床研究证实：艾灸疗法能够提高机体免疫功能，对机体紊乱的免疫功能具有良好的调节、调整作用。所以，通过增强机体免疫功能来杀伤肿瘤细胞，是防治肿瘤的有效途径。

机体内存在着神经调节系统、内分泌调节系统和免疫调节系统，能对各种影响系统正常运行的干扰做出主动的调节反应，以维持内环境稳定。艾灸正是通过激发或诱导体内这些调节系统，调动体内原有的调节潜力，从而使紊乱的系统功能恢复正常。

艾灸对机体各系统、各器官功能几乎都能发挥多环节、多水平、多途径的综合调节作用。越来越多的实验证明，灸法具有很好的抗癌作用，灸法配合手术治疗，培扶了患者的正气，增强了患者的卫外能力，可以明显延长癌症患者的生存时间。

◆ 艾灸能缓解化疗带来的各种不良反应

一些癌症患者化疗之后，出现了强烈的反应，头发脱落、白细胞急剧下降、呕吐等等，痛苦不堪。临床上有不少医生用艾灸为患者进行辅助治疗，明显减轻了他们的反应症状，有的患者白细胞提升了，有的患者胃口好起来了。这些治疗，让患者化疗期间和化疗后的生活质量得到了极大的提高。

◆ 艾灸能改善体内小环境

肿瘤的发生发展是从无到有，经历了无邪、有邪气、形变、质变的过程。当无形的气积聚成了有形的癥痕，肿瘤就形成了。肿瘤因气而起，艾灸善补元气，驱寒、祛湿、通经络，防患于未然，为根除癥痕营造了良好的机体小环境。

健康之人常艾灸，
远离寒湿少生病

艾灸不仅是一种有效的疗病方法，还是一种安全的保健手段。《庄子·盗跖》中就说："丘所谓无病而自灸也。"孔子一直没有生病，就是因为他自己经常艾灸。因为艾灸能够祛病缓疾、延年益寿，孔子活到了72岁，这个年龄在当时来讲算是高寿的了。

◆ 艾灸补足阳气，让生命之火旺盛

古人云"人过四十天过午"。就是说人过40岁就好像太阳过了中午，阳气不足了。所以中老年人往往就易阳虚。而阳气是储藏在肾里的，肾是先天之本，是男子藏精、女子藏血之处。人体正常的体液都需要阳气来养护推动，阳气充足调和人才能健康长寿，精力充沛。

艾刚好是一种纯阳植物，用它来施灸，能补督脉之火，振奋体内阳气。阳气足，人就不容易生病，就能够长寿。

◆ 艾灸祛除湿邪，预防慢性病

中医认为湿邪有两种，一是外湿，二是内湿。外湿多因气候潮湿、涉水淋雨、居处潮湿所致。内湿则多由过度嗜酒或过食生冷，以致寒湿内侵脾阳失运，湿自内生。

湿气凝聚在体内，会使气血流通不畅，从而易生痰饮。痰是百病之源，会导致各种各样的病症，比如糖尿病等一系列慢性疾病。很多时候我们身体有湿但并不明显，如果坚持艾灸，就能将体内湿气慢慢排除，达到预防疾病的作用。

◆ 无病自灸，古人最爱足三里

在人体诸多穴位中，足三里可谓是保健第一要穴，各种健康问题也都可通过足三里来调理。据史料记载，"医圣"孙思邈特别喜欢艾灸，其最钟爱的穴位就是足三里，以至于到了90多岁高龄还能"视听不衰，身材甚茂"，而且活过了百岁。他在其所著《千金方》等书中就记载了大量关于艾灸的内容。

灸 祛寒湿看这本就够

腰和脚是寒湿入侵的前沿，宜常灸

"寒从脚入，湿从腰入"，所以平时一定要注意腰和脚的保暖，对于体有寒湿的人来说，更要经常艾灸这两个部位。

◆ 常灸腰腹部

腰位于身体的正中间，围绕在肚脐四周，上有脾胃、下有肾与膀胱，因此起到了枢纽的作用。若饮食生冷、阳气不足、运化受阻，无论脾胃、肾、膀胱任何器官出现问题，湿邪首先侵犯的必是腰腹，所以需常灸腰腹部来达到养生目的。

方法 灸腰腹部位的气海穴、关元穴、肾俞穴、大肠俞穴、膀胱俞穴等。每穴10~15分钟。

功效 健脾补肾、运化水湿、助脾运、补肾精。

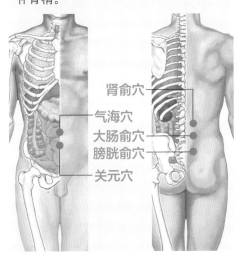

肾俞穴
气海穴
大肠俞穴
膀胱俞穴
关元穴

◆ 常灸下肢

从五行来看，心属火，脚位于距心脏最远的地方，又处于身体的最底处，血液从心脏被挤压出来，待运行到下肢时，心脏所输出的能量已经衰减至最低，气血流动的速度也逐渐缓慢，所以脚部便成为人体阳气最弱的地方，需要常灸。

方法 灸脚部的申脉、至阴、太溪、太冲、然谷、隐白等穴。每穴5~10分钟。

功效 益气壮阳、散寒通络、振奋阳气。使人精力充盈、气血旺盛、无病少病。

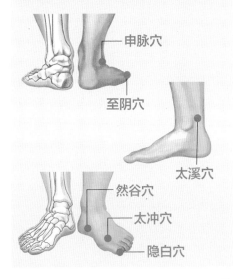

申脉穴
至阴穴
太溪穴
然谷穴
太冲穴
隐白穴

轻松掌握在家艾灸的方法和技巧

 找准穴位艾灸才有效

　　艾灸要想达到理想的效果，首先是要找准穴位。常用的取穴方法有同身寸取穴法和体表标志取穴法。

◆ 同身寸取穴法

拇指同身寸法

　　以患者拇指指关节的横度作为1寸，适用于四肢部的直寸取穴。

中指同身寸法

　　以患者中指中节屈曲时，内侧两端纹头之间的距离作为1寸，多用于四肢部取穴的直寸和背部取穴的横寸。

横指同身寸法

　　横指同身寸法又名"一夫法"，是将患者食指、中指、无名指和小指四指伸直并拢，以中指中节横纹为准，以四指宽度作为3寸。

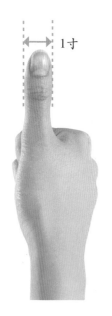

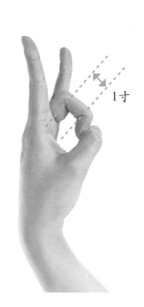

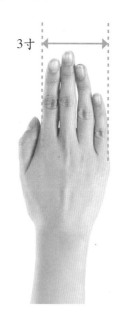

◆ 体表标志取穴法

固定标志法

固定标志是指毛发、五官、手指、足趾、肌肉隆起等不受人体活动影响而固定不移的标志。如印堂穴位于双眉的正中央；膻中穴位于左右乳头连线中间的凹陷处；天枢穴在肚脐旁边2寸。

动作标志法

动作标志是指关节、皮肤、肌肉在活动时出现的孔隙、凹陷、皱纹等，有时还包括肢体的动作。如张口取耳屏前凹陷处即为听宫穴；两手臂自然下垂，大腿外侧中指尖达到处为风市穴。

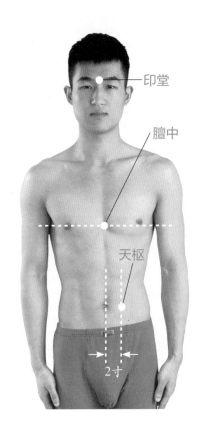

印堂

膻中

天枢

2寸

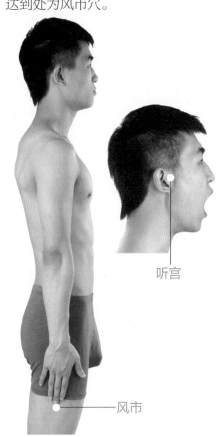

听宫

风市

精确找穴法

找最疼的一点。最疼的一点，即阿是穴。这类穴位一般都随病而定，多位于病变的附近，也可在与其距离较远的部位，没有固定的位置和名称。它的取穴方法就是以痛为腧，即人们常说的"有痛便是穴"。

不同灸法，祛寒除湿功效大不同

艾灸分艾条灸、艾炷灸和温针灸。艾条灸有温和灸、回旋灸、雀啄灸等不同种类，艾炷灸则有肤灸（直接灸）、隔物灸（间接灸）之分。温针灸将针刺与艾灸相结合，对于针刺的手法要求较高，本书不予详述。不同的灸法，其治疗作用各有特点。

◆ 艾条灸：温和刺激，最适合新手入门

艾条灸一般分为悬起灸和实按灸两大类。悬起灸是指手持艾条，将艾条的一端引燃，直接悬于施灸部位之上，与之保持一定的距离，使热力较为温和地作用于施灸部位的方法，最适合新手入门。

艾条悬起灸根据其具体操作方法的不同，可分为温和灸、回旋灸和雀啄灸三种。

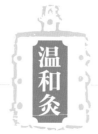

温和灸

方法 将艾条的一端点燃，在距离穴位或患病处上方2~3厘米处进行熏烧，使所灸部位有温热感，又不至于灼痛。

一般每穴应灸15分钟左右，至皮肤稍有红晕即可。施灸者用一手拇指和食指持艾条，另一手食指、中指置于施灸部位两侧，以感知受热程度。

适用病症 适合大多数病症。

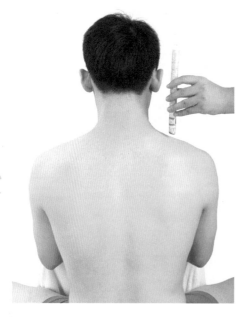

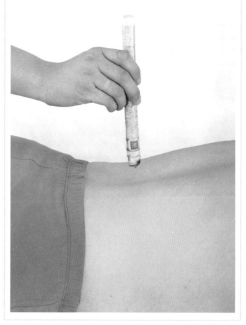

艾灸祛寒湿看这本就够

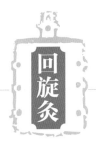

回旋灸

方法 将艾条点燃的一端与施灸部位保持2~3厘米的距离，均匀地向左右方向移动，或反复旋转地进行，以局部出现深色红晕为宜。

适用病症 回旋灸能够带来大范围的温热刺激，所以比较适用于五官科病症、妇科病症、风湿、神经麻痹等。

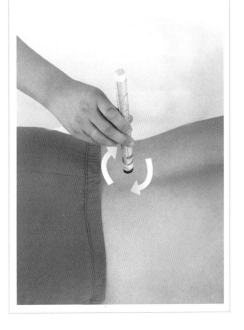

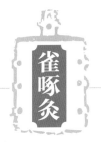

雀啄灸

方法 将艾条燃着端悬于施灸部位上距皮肤2~3厘米处，对准穴位，像鸟雀啄食一样，一上一下地移动，使被灸部位获得较强的温热感。

适用病症 雀啄灸的热感要强于其他悬灸法，具有温阳起陷作用，多用于灸治急性病、昏厥等需较强火力施灸的疾病，以及比较顽固的病症。

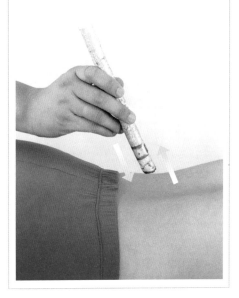

中医提示

　　艾灸过程中要时刻注意艾条的燃烧情况，适时弹掉艾灰，防止艾灰落下烫伤皮肤。

　　雀啄灸时要控制好艾条与皮肤的距离，近距为1厘米，远距为3厘米；控制好上下移动的节奏，近距停留1秒钟，或以能忍受为度，远距停留约2秒钟。

◆ 艾炷灸：**热力十足，祛寒湿效果强**

将纯净的艾绒放在平板上，用手指搓捏成圆锥形状，称为艾炷。每燃烧一个艾炷称为一壮。艾炷灸分为直接灸和间接灸两类。

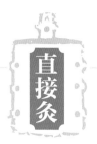

直接灸

将艾炷直接放在皮肤上施灸称直接灸。直接灸分为无瘢痕灸和瘢痕灸。

无瘢痕灸

方法 将艾炷置于穴位上点燃，当艾炷燃烧过半，局部皮肤潮红，病人感到灼痛时，即更换艾炷再灸。一般灸3~5壮，使局部皮肤充血起红晕为度。

适用病症 本法适用于一般虚寒性疾患，如急性腹泻、滑精、急性乳腺炎、月经不调等。

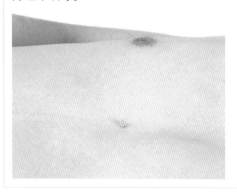

瘢痕灸

方法 瘢痕灸又称"化脓灸"，每炷必须燃尽方可继续加炷施灸，一般灸5~10壮。因施灸时疼痛较剧，灸后产生化脓并留有瘢痕，所以灸前必须征得患者的同意。对施灸中的疼痛，可用手在施灸部周围轻轻拍打，以缓解灼疼。在正常情况下，灸后1周左右，施术部位化脓（称"灸疮"），5~6周后，灸疮自行痊愈，结痂脱落，留下瘢痕。

适用病症 本法一般用于治疗哮喘、慢性支气管炎、慢性肠胃病、肿瘤等。

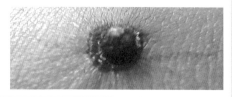

中医提示

无瘢痕灸艾炷的大小宜介于隔物灸与瘢痕灸之间，一般以绿豆大至花生米大为宜。具体治疗时须因人因病而选。

一般情况下，无瘢痕灸后，灸处仅出现红晕。如出现小水疱，不要挑破，禁止抓搔，应令其自然吸收；如水疱较大，可用消毒注射针具吸去疱液，用龙胆紫药水涂抹。

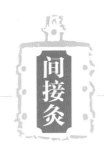

间接灸

间接灸即艾炷不直接放于皮肤上，而用药物隔开施灸。通常有如下几种。

隔姜灸

方法 把鲜生姜切成直径2~3厘米、厚约4~6毫米的薄片，中间以针刺数孔，置于施术处，上面再放艾炷灸之。

适用病症 隔姜灸有解表散寒，温中止呕的作用。可用于外感表证、虚寒性呕吐、泄泻、腹痛等。

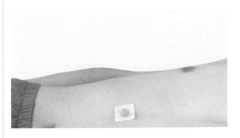

隔盐灸

方法 用食盐填敷于脐部，或于盐上再置一薄姜片，上置大艾炷连续施灸，至证候改善为止。

适用病症 隔盐灸有温中散寒、扶阳固脱的作用。可用于虚寒性呕吐、泄泻、腹痛、虚脱、产后血晕等。

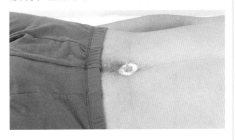

隔附子饼灸

方法 将附子粉末用酒调和，做成直径2~3厘米、厚5~8毫米的附子饼，中间以针刺数孔，置于施术处，上面放艾炷灸之。

适用病症 隔附子饼灸有温肾壮阳作用。可用于命门火衰而致的遗精、阳痿、早泄等。

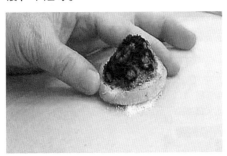

隔蒜灸

方法 用鲜大蒜切成约3毫米厚的薄片，中间以针刺数孔，置于施术处，上面再放艾炷灸之。

适用病症 隔蒜灸有清热、解毒、杀虫的作用。可用于疗肿疮疡、毒虫咬伤，对哮喘、脐风、肺痨、瘰疬等也有一定疗效。

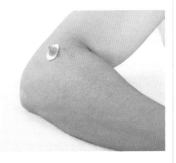

方便实用的各种辅助器具

◆ 艾罐

　　艾罐大多为银器、竹器、陶器制品，大小如面碗。中央是一个拥有十多个孔的小筒，放置艾粒；罐的底部也设有许多小孔。当罐筒中的艾粒被点燃之后，热量就可经过筒内和罐底的小孔，传导至皮肤表面的穴位上。

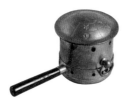

◆ 温针

　　温针又名热针、烧针尾、传热灸。是将针刺与艾灸相结合的一种治疗方法，操作时将针具刺入腧穴，并提插捻转得气，给予适当的补泻手法；最后留针时，再将纯净细软的艾绒捏在针尾上部，或用一段长约 2 厘米的艾条插在针柄上，将其点燃施灸。当艾绒或艾条燃烧完后，除去灰烬将针取出。

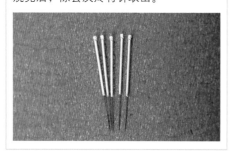

◆ 灯心草

　　用一根灯心草，以麻油浸之，燃着后，于应灸的腧穴上爆之。若听到"叭"的一声，即为1壮。主要功能为疏风解表、行气化痰、醒神止搐。多用于治疗小儿腹痛、胀满等。

◆ 现代温灸器

　　现代温灸器灸，是采用无烟艾条或艾油，通过微电子技术熏烤加热，将艾的气味和热量输送到经络穴位处。有的温灸器配有红外线、激光等发射装置，将光针和温灸相结合，可将体表温度控制在42~50℃。

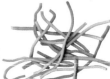

◆ 艾灸盒

　　艾灸盒又叫温灸盒，是通过艾火的热力来刺激人体穴位。可以温通经络，行气活血，祛湿逐寒，温经止痛，平衡阴阳，促进血液循环，调整脏腑功能，促进机体新陈代谢，增强抵抗力。

自己动手做艾条、艾炷

在艾灸过程中，不可缺少的就是艾条和艾炷，一般药店都能买到成品，但自制艾条、艾炷也相当简单，容易操作。

◆ 艾条的制作方法

1 先将适量艾绒，用双手捏压成软硬适度利于燃烧的长条形。

2 然后将其置于质地柔软疏松，但又较坚韧的桑皮纸或纯棉纸上。

3 再将其搓卷成圆柱形状，用糨糊或胶水将纸边黏合，两端纸头压紧压实，即制成长约20厘米、直径约1.5厘米的清艾条。

◆ 艾炷的制作方法

将适量艾绒置于平底瓷盘内，用食指、中指、拇指将其捏紧，捻成上尖下圆柱状的艾炷。

手工制作艾炷要求搓捻紧实，耐燃而不易爆。此外，有条件的可用艾炷器制作。艾炷器中铸有锥形空洞，洞下留一小孔，将艾绒放入艾炷器的空洞中，另用金属制成下端适于压入洞孔的圆棒，直插孔内紧压，即成为圆锥形小体，倒出即成艾炷。用艾炷器制作的艾炷，艾绒紧密，大小一致，更便于应用。

根据治疗的需要，艾炷的大小常分为三种规格。小炷如麦粒大，可直接放于穴位上燃烧（直接灸）；中炷如半截枣核大、大炷如半截橄榄核大，常用于间接灸（隔物灸）。一般临床常用中型艾炷，炷高1厘米，炷底直径约0.8厘米，炷重约0.1克，可燃烧3~5分钟。

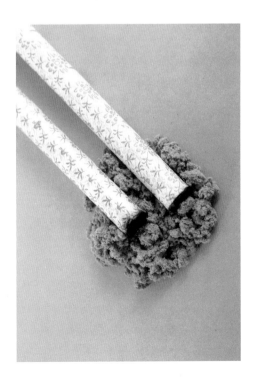

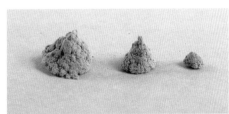

让艾灸事半功倍的 4个方法

要想让艾灸发挥应有的效果，除了掌握艾灸的基本方法，还应当了解一些前人艾灸的经验，这样才能让艾灸事半功倍。

多灸背，少灸胸

古人艾灸一般多选择背部穴位，而避免灸胸部。这是有一定道理的。明朝医家李梴在其著作《医学入门》就提到，肌肉偏薄之处、骨骼之上，以及大血管和活动关节、皮肤皱纹等部位，应避免采用直接灸。一般来说头部、面部、胸膈以上的部位不宜多灸，而背部、下肢等肉厚部位则多灸无妨，尤其是背部腧穴多灸常灸无妨。

背部上有许多重要的腧穴，如肺俞穴、心俞穴、膈俞穴、肝俞穴、气海俞穴、关元俞穴、三焦俞穴等。这些穴位与五脏六腑一一对应，所以多灸背部可祛病缓疾、延年益寿。

文火补，武火泻

古人根据灸疗的温度和方法，将艾灸之火分为文火和武火两种。文火指的是火力小而缓，一般来说，温灸盒、麦粒灸等都被视为文火；武火即火力大而猛的火，大艾炷即为武火。

文火和武火的艾灸作用是不同的。古人认为"文火为补，武火为泻"。明代杨继洲在《针灸大成》中说："以火补者，毋吹其火，须待自灭，即按其穴，以火泻者，速吹其火，开其穴也。"意思是说，凡火力由小到大，不需要吹灭而使其慢慢燃尽者为补法，能起到温阳补虚作用；如果将火吹旺使病人有烫的感觉，则为泻法，能起到驱寒散结的作用。

所以在艾灸时，我们不应一味追求武火，追求刺激，而应当根据病情或目的来选择合适的温度。

灸祛寒湿看这本就够

◆ 先阳后阴，先上后下

"先阳后阴，先上后下，先少后多"是灸疗操作的常规。《千金方》中就指出："凡灸当先阳后阴……先上后下。"临床操作一般先灸上部、背部，后灸下部、腹部；先灸头身，后灸四肢。

"先阳后阴"的目的是达到阴平阳秘，而无亢胜的弊端。

"先上后下"就是先灸头面躯干部，后灸四肢部，或先灸头面与胸部，后灸腹部和下肢部。因半身以上同天之阳，半身以下同地之阴，这样艾灸可以达到阴升阳降，水升火下，水火既济。

"先少后多"就是初灸者刺激量宜先小后大，以便患者逐渐适应。

◆ 选好时段效果最好

古人将一天分为12个时辰，分别对应十二经络，每一个时辰有一条经络主要工作，所以要想通过艾灸解决某条经络上的问题，最好能与经络工作时间相对应，效果更好。当然，有些经络当令时间在夜间，可不必拘于时段。

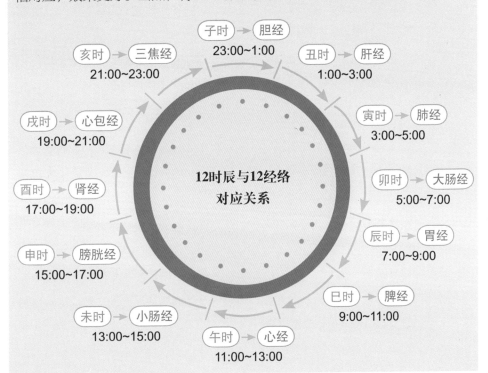

子时 → 胆经 23:00~1:00
丑时 → 肝经 1:00~3:00
寅时 → 肺经 3:00~5:00
卯时 → 大肠经 5:00~7:00
辰时 → 胃经 7:00~9:00
巳时 → 脾经 9:00~11:00
午时 → 心经 11:00~13:00
未时 → 小肠经 13:00~15:00
申时 → 膀胱经 15:00~17:00
酉时 → 肾经 17:00~19:00
戌时 → 心包经 19:00~21:00
亥时 → 三焦经 21:00~23:00

12时辰与12经络对应关系

艾灸的注意事项

艾灸虽然简便又安全，但应用时仍必须注意某些事项，以免造成不必要的损害。对于艾灸后的身体反应也要及时进行处理。

◆ 艾灸的禁忌

由于艾灸以火熏灸，稍不注意有可能引起局部皮肤的烫伤；另一方面，施灸的过程中要耗伤一些精血，因此有些部位或有些人是不能施灸的。

凡暴露在外的部位，如脸部、颈部、手臂等，都不要直接灸，以防形成瘢痕，影响美观。

皮薄、肌少、筋肉结聚处，妊娠期妇女的腰骶部、下腹部，男女的乳头、阴部、睾丸等不要直接灸。另外，大血管处、心前区和关节、肌腱处不可用瘢痕灸，眼球部位禁灸。

艾灸后半小时内不要用冷水洗手或洗澡，艾灸后要喝较平常多量的温开水(绝对不可喝冷水或冰水)，以助排泄器官排出体内毒素。

施灸时要注意力集中，以免艾条移动，不在穴位上。

施灸时一定要注意防止落火，尤其是用艾炷灸时更要小心，以防艾炷翻滚脱落。用艾条灸后，可将艾条点燃的一头塞入直径比艾条略大的瓶内，以利于熄灭。

因施灸时要暴露部分体表部位，所以在冬季要保暖，以免治了旧病又添新病。

极度疲劳、过饥、过饱、酒醉、大汗淋漓、情绪不稳时，患某些传染病、高热、昏迷、抽风期间，或身体极度衰竭、形瘦骨立时，或无自制能力的人如精神病患者等忌灸。

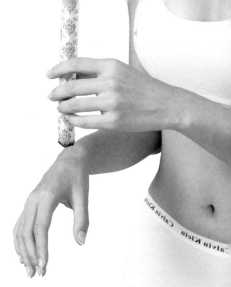

◆ 灸后的处理

施灸后，局部皮肤出现微红灼热，属正常现象，无需处理，很快即可自行消失。如出现其他症状，也不必担心，只要正确处理即可很快消失。

出现灸疱

灸时出现水疱一样的灸疱，这是灸疗中的正常现象，可能是因为施灸过量或时间太长引起的。

 水疱直径在1厘米以内的，可以不用处理，待其自行复原。水疱较大，可以用消毒针刺破，涂些紫药水防止其感染即可，不可将疱皮剪除。同时也可以在灸疱上每天敷艾灸膏，促进脓的产生，增强灸效。

出现红疹

出现红疹是体内温阳之气在驱赶寒邪的表现，并不是皮肤过敏，无需停灸。

处理 出红点后，不宜用随身灸来灸，需要火力强一些的灸法，大都会逐步缓解。

灸后局部发痒

灸后出现局部发痒有两种情况：第一种情况是第一次艾灸，艾灸一会儿全身就有红疹、发痒；第二种情况是艾灸几次或艾灸较长时间之后局部发痒。

处理 如果是第一种情况，说明对艾灸过敏，这种情况应停止艾灸；如果是第二种情况，通常是体内寒湿外排的表现，如果没有如呼吸困难、胸闷气短等异常情况，建议继续艾灸，瘙痒会慢慢减轻消失。

灸后上火

艾灸上火是虚火，因为艾灸过后阳气足了，自然就会外泄，属于正常现象。

处理 灸后多喝温开水，注意适当休息，调整生活作息，以清淡饮食为宜。上火比较严重的，可以稍停灸1~2天，待平复后再进行艾灸。上火不是很严重的，可以继续进行艾灸，通常再灸1~2天，上火现象也就消失了。

灸后失眠

初次艾灸后，不少人都会出现失眠症状，大多是寒邪外排所致。

处理 可以试着灸一下涌泉穴，对治疗失眠有特效。

在家做艾灸的注意事项

1 四肢、胸部、项背部等左右对称的穴位，艾灸时两侧穴位都要灸。

2 艾灸的疗程一般以症状缓解或病愈为止。对慢性疾病一般每日灸1次，10次为1疗程，两个疗程之间间隔5~7天，或隔日灸1次。

3 病症的具体辨证及所用艾灸方法应先咨询医生，切勿擅自施灸。

大椎穴

祛除寒湿，提一身之阳气

"大"，巨大；"椎"，椎骨。此穴在第7颈椎棘突下，因其椎骨最大，故名大椎。为手足三阳、督脉之会。

功效 大椎穴解表清热，截疟止痛。刺激本穴可有效驱邪外出，从而达到有效缓解全身热病及外感之邪的目的。如头痛、呕吐、流鼻血、咳嗽、气喘、感冒、贫血及肩背疼痛等，尤其当肩部有严重的僵硬感时，按摩此穴可以明显缓解。另外，此穴对治疗湿疹、脱发，改善体质等也有不错的疗效。长期按摩可以改善新陈代谢，增强抵抗力。

定位 在脊柱区，第7颈椎棘突下凹陷中，后正中线上。

灸法 艾炷直接灸3~7壮，或艾条温和灸5~10分钟。

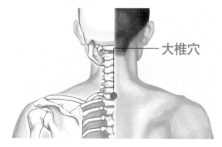

大椎穴

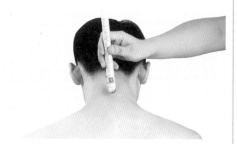

快速取穴 正坐低头，该穴位于后颈部下端，第7颈椎棘突下凹陷处。若棘突突起不太明显，可活动颈部，不动的骨节为第1胸椎，其上1个椎骨即为第7颈椎。

配穴治疗 ①配定喘、孔最、列缺，适用于哮喘。
②配曲池、合谷、风池，适用于热病。

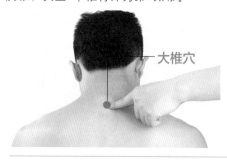

大椎穴

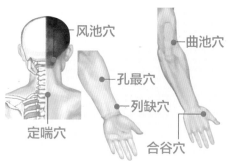

风池穴

曲池穴

孔最穴

列缺穴

定喘穴

合谷穴

命门穴

助元阳补虚损，让你冬天不怕冷

"命"，生命；"门"，门户。肾为生命之源，此穴在两肾俞之间，为元气之根本，生命之门户。

功效 命门穴温肾助阳，镇静止痉。本穴有增强体力、恢复元气的作用，当体质虚弱或精力衰退时，可刺激本穴。尤其与肾俞、三焦俞、关元合用时，可以迅速恢复虚弱的体力。此外，本穴还可以用于改善下肢酸麻疼痛、头痛、阳痿、早泄、白带异常、小儿遗尿、神经衰弱、小便失禁，还能促进血液循环，缓解坐骨神经痛、腰痛扭伤等。

定位 在脊柱区，第2腰椎棘突下凹陷中，后正中线上。

灸法 艾炷直接灸或隔姜灸3~7壮，或艾条温和灸5~10分钟。

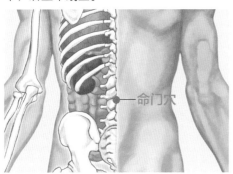

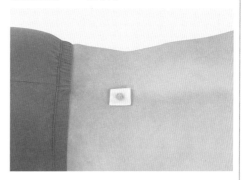

快速取穴 取坐位，在腰部，两髂前上棘连线与后正中线的交点处为第4腰椎棘突，再向上数2个椎体，在其棘突下缘之凹陷处即命门穴，与肚脐相对。

配穴治疗 ①配关元、肾俞、神阙，可用于缓解五更泻。

②配肾俞、太溪，适用于遗精、阳痿。

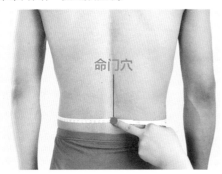

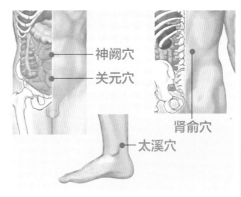

气海穴

温阳益气，培元补虚，治痛经

"气"，元气；"海"，海洋。气海穴为先天元气汇聚之处，可主一切气疾。

功效 气海穴补气益肾，涩精固本。主要用于调理和改善妇科及泌尿系统方面的疾病，如月经失调、经痛、不孕症、腹闷、腹胀、尿频、阳痿、早泄等。气海俗称丹田，也是男性精力的泉源，指压气海，能使男性精力旺盛，活力充沛。此外，对于神经衰弱引起的精神紧张、躁郁症也有一定的疗效。

孕妇慎用此穴。

定位 在下腹部，脐中下2寸，前正中线上。

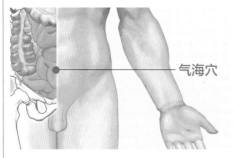

气海穴

快速取穴 气海穴位于下腹部，肚脐下约2指宽（食指、中指并拢）处。

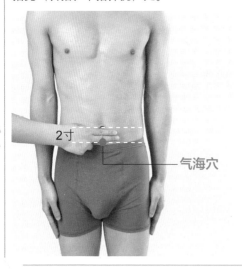

2寸

气海穴

灸法 艾炷灸3~7壮，或艾条温和灸5~15分钟。

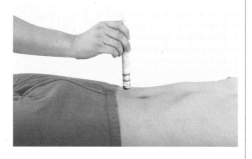

配穴治疗 ①配三阴交，适用于白浊、遗精。

②配关元，适用于产后恶露不止。

③配足三里、脾俞、胃俞、天枢、上巨虚，适用于胃腹胀痛、呃逆、呕吐、大便不通、腹泻不止。

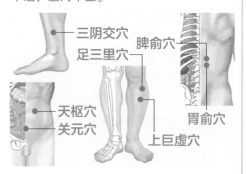

三阴交穴
足三里穴
脾俞穴
胃俞穴
天枢穴
关元穴
上巨虚穴

灸祛寒湿看这本就够

神阙穴

温肾健脾，改善各种腹部症状

"神"，神气；"阙"，宫门，是古代天子居住地的统称。指神气通行之门户。古人认为胎儿赖此处从母体获得营养而得到发育。心脏主血且藏元神，而该穴为元神之阙门，故名。

功效 神阙穴具有培元固本、回阳救逆的功效。因穴位于腹之中部，下焦之枢纽，又邻近胃与大小肠，所以该穴能健脾胃、理肠止泻。经常刺激要穴可以起到缓解腹部疼痛的作用。当腹痛、腹泻时，可以用手掌轻轻按摩神阙穴，或者先以热毛巾覆盖，再予以按摩。

定位 在腹中部，脐中央。

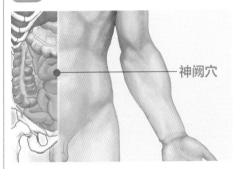

神阙穴

快速取穴 肚脐中央即是。

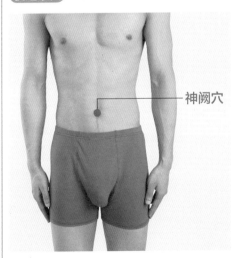

神阙穴

灸法 艾炷灸3~7壮，或艾条温和灸5~15分钟。

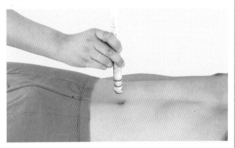

配穴治疗 ①配公孙、水分、天枢、足三里，可有效改善腹泻、便秘、绕脐腹痛。②配长强、气海、关元，可有效调理和改善脱肛、小便不禁、肾虚、不孕症。

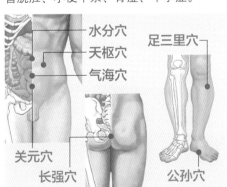

水分穴
天枢穴
气海穴
足三里穴
关元穴
长强穴
公孙穴

特别说明：此穴为强身保健穴，温灸至局部温热舒适，每日1次。

第二章 艾灸是最好的除寒湿方式

49

关元穴

益气补阳，适用于一切寒证

"关"，关藏；"元"，元气。该穴在人身元阴元阳关藏之处，故名。

功效 关元穴培元固本，补益下焦，多用于调理和改善生殖及泌尿系统疾病。对于改善阳痿早泄、尿频、月经失调、痛经、遗精、功能性子宫出血、子宫脱垂、失眠等症状疗效显著。

定位 在下腹部，脐中下3寸，前正中线上。

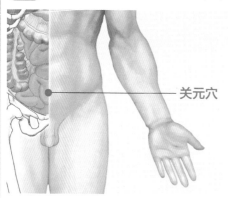

关元穴

灸法 艾炷灸3～7壮，或艾条温和灸10～15分钟。

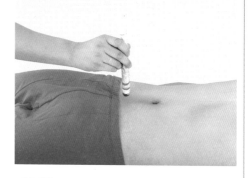

快速取穴 仰卧位，从肚脐向下量4横指宽（3寸）处，即为关元穴。

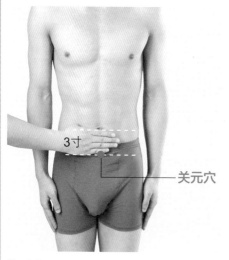

3寸

关元穴

配穴治疗 ①配气海、肾俞、神阙，适用于脑卒中脱症。

②配足三里、脾俞、公孙、大肠俞，适用于腹痛、虚劳、里急等症。

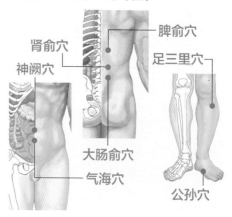

肾俞穴
神阙穴
脾俞穴
足三里穴
大肠俞穴
气海穴
公孙穴

特别说明：孕妇禁灸。

丰隆穴

除湿排痰，祛脂降压效果好

"丰"，丰满；"隆"，隆盛。该穴在趾长伸肌与腓骨短肌之间，此处肌肉丰满而隆起，故名。

功效 丰隆穴健脾化痰，和胃降逆。经常按揉本穴，可以有效改善痰多、咽痛、气喘、咳嗽、胸闷、头晕、头痛、心烦、下肢疼痛、便秘等症状，对缓解胃部不适效果也不错。

定位 在小腿外侧，外踝尖上8寸，胫骨前肌的外缘（犊鼻与解溪连线的中点，条口外侧1横指处）。

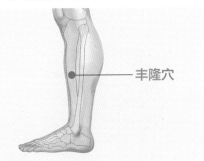

丰隆穴

灸法 艾炷灸或温针灸5~7壮，或艾条灸5~10分钟。

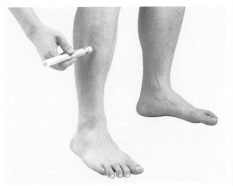

快速取穴 正坐屈膝，下肢用力蹬直时，膝盖下面内外边均可见一凹陷，外侧的凹陷处为犊鼻穴。犊鼻穴与外踝尖连线的中点，在腓骨略前方肌肉丰满处，即丰隆穴。

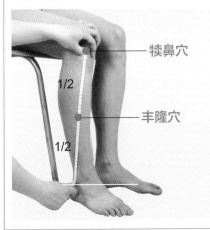

犊鼻穴

1/2

丰隆穴

1/2

配穴治疗 ①配风池，适用于眩晕。
②配膻中、肺俞，适用于咳嗽痰多。

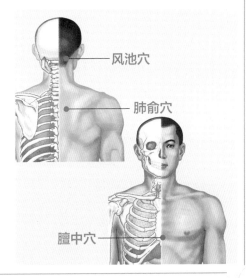

风池穴

肺俞穴

膻中穴

百会穴

提升阳气，调血压祛头痛

"百"指数量众多，"会"指汇聚的意思。由于身体中许多经脉都汇集于此，因此称为"百会"穴。

功效 百会穴升阳固脱，醒脑开窍。百会穴的应用范围很大，能缓解和改善多种症状，对于精神所引起的身体不适也能加以缓解。另外，还可以使头脑清醒，具有提神作用，对眼睛疲劳、鼻塞、头痛、耳鸣、肩膀酸痛等有不错的疗效。

定位 在头部，前发际正中直上5寸（在前、后发际正中连线的中点向前1寸凹陷中。或折耳，两耳尖向上连线的中点）。

灸法 艾炷直接灸或隔姜灸3~7壮，或艾条温和灸5~10分钟。

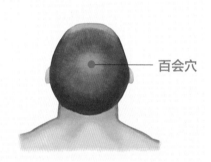

百会穴

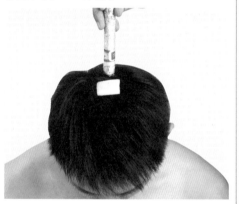

快速取穴 取正坐或仰卧位，在头部，两耳尖连线中点与眉间的中心线交汇处的凹陷处，用指尖按压此穴位有疼痛感。

配穴治疗 配四神聪、神门、三阴交，可用于改善失眠。

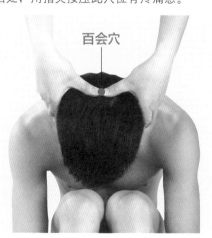

百会穴

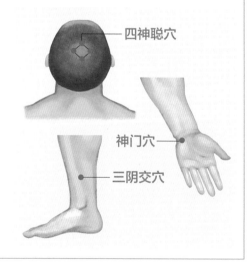

四神聪穴

神门穴

三阴交穴

美灸 祛寒湿看这本就够

足三里穴

温胃经，治疗各种胃肠病

"足"，下肢；"三"，数词；"里"，古代有以里为寸之说，该穴在下肢，位于膝下3寸，故名。

功效 足三里穴健脾和胃，扶正培元。中医认为，本穴位是足阳明胃经的合穴，聚集胃腑精气，可祛除下肢郁结之气，可缓解上、中、下三部的疾病。"若要安，三里常不干"，足三里对各种慢性疾病都有效，被誉为"无病长寿的健康穴"。

足三里穴对消化道疾病、足膝腰部疾病都有效，可改善小腿酸痛、胃病、呕吐、缺乏食欲、腹胀腹泻、失眠、高血压、胸闷及胃病、糖尿病引起的体质虚弱，还能促进血液循环，延缓衰老。此外，足三里对调理和缓解抑郁症、神经衰弱也有一定的作用。

定位 在小腿外侧，犊鼻下3寸，犊鼻与解溪连线上。

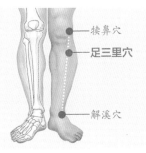

犊鼻穴
足三里穴
解溪穴

快速取穴 坐位屈膝，用同侧手张开虎口圈住髌骨外上缘，余4指向下，中指指尖所指处即为足三里穴，按压有酸胀感。

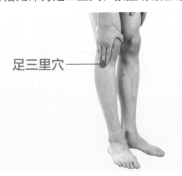

足三里穴

灸法 艾炷灸3~5壮，或艾条温和灸5~l0分钟。

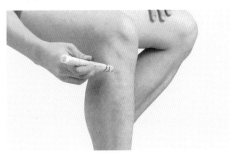

配穴治疗 ①配阳陵泉、悬钟，适用于下肢痿痹。
②配内关，适用于呕吐。

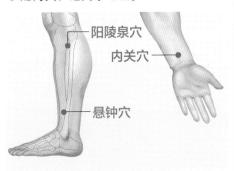

阳陵泉穴
内关穴
悬钟穴

特别说明：可采用化脓灸或药物灸。

涌泉穴

温肾通络，缓解四肢冰冷

"涌"，涌出；"泉"，水泉。本穴位于足底，是人体最底处，可视为"地"，肾经的脉气经由"地"里发出，犹如地底冒出涌泉，故名。

功效 涌泉穴为足少阴肾经井穴，具有增强体力、改善体质的作用，还有益肾、清热开郁的功效，可改善身体疲倦、腰部酸胀、月经失调等病症，还可缓解反胃、呕吐、头痛、烦躁、心悸、失眠等症。

艾灸涌泉穴能加速血液循环，改善下肢发冷等问题。经常艾灸涌泉穴可增强人体正气，延缓衰老，改善虚寒证及妇科疾病症状，还可起到降低血压的作用。

定位 在足底，屈足卷趾时足心最凹陷中。

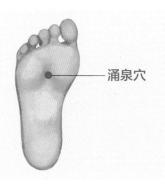

涌泉穴

快速取穴 卷足，在足底掌心前面正中凹陷处的前方，约略可见脚底肌肉组成的"人"字纹路，涌泉穴就位于"人"字纹交叉部分。身体不适时，按压此穴会有疼痛感。

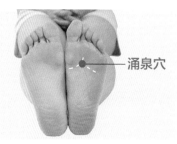

涌泉穴

灸法 艾条灸15分钟或艾炷隔药灸3~5壮，每日1次，至涌泉穴有热感上行为度。

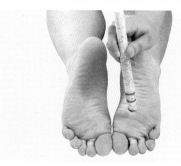

配穴治疗 ①配膻中、乳根，用于乳汁不畅。
②配水沟、照海，用于癫痫。

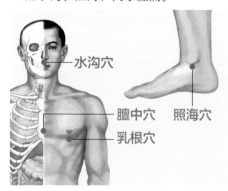

水沟穴

膻中穴 照海穴

乳根穴

艾灸
祛寒湿看这本就够

54

阴陵泉穴

健脾除湿，消除各种水肿

"阴"，阴阳之阴；"陵"，山陵；"泉"，水泉。该穴在胫骨内侧髁下缘凹陷中，如山陵之水泉，故名。

功效 阴陵泉穴是足太阴脾经的合穴，从脚趾出发的脾经经气由此往里深入，故有健脾除湿、理气、通经活络的功效。阴陵泉可改善足部、腰部、生殖系统、泌尿系统疾病，缓解小便困难、腹胀膝痛等症。此外，阴陵泉还可改善白带、月经失调等女性疾病，以及更年期综合征、阳痿、尿路感染、食欲缺乏、手脚冰冷等症。

定位 在小腿内侧，胫骨内侧髁下缘与胫骨内侧缘之间的凹陷中。

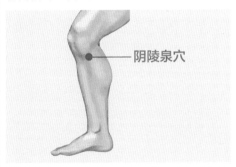

阴陵泉穴

快速取穴 侧坐屈膝，在膝部内侧胫骨内侧髁后下方约胫骨粗隆下缘齐平处，按压有酸胀感即是。或者用拇指沿小腿内侧骨内缘由下往上推，至拇指到膝关节下时，在胫骨向内上弯曲处可触及一凹陷处，按压有酸胀感即为阴陵泉穴。

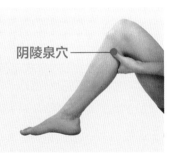

阴陵泉穴

灸法 艾炷灸3~5壮，或艾条温和灸5~10分钟。

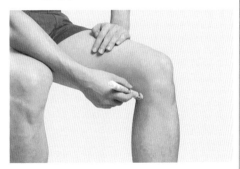

配穴治疗 ①配肝俞、至阳，适用于黄疸。②配阳陵泉、膝关、鹤顶，适用于膝关节炎。

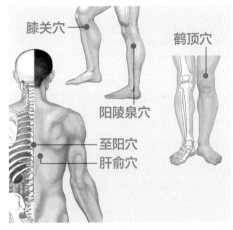

膝关穴

鹤顶穴

阳陵泉穴

至阳穴
肝俞穴

第二章 艾灸是最好的除寒湿方式

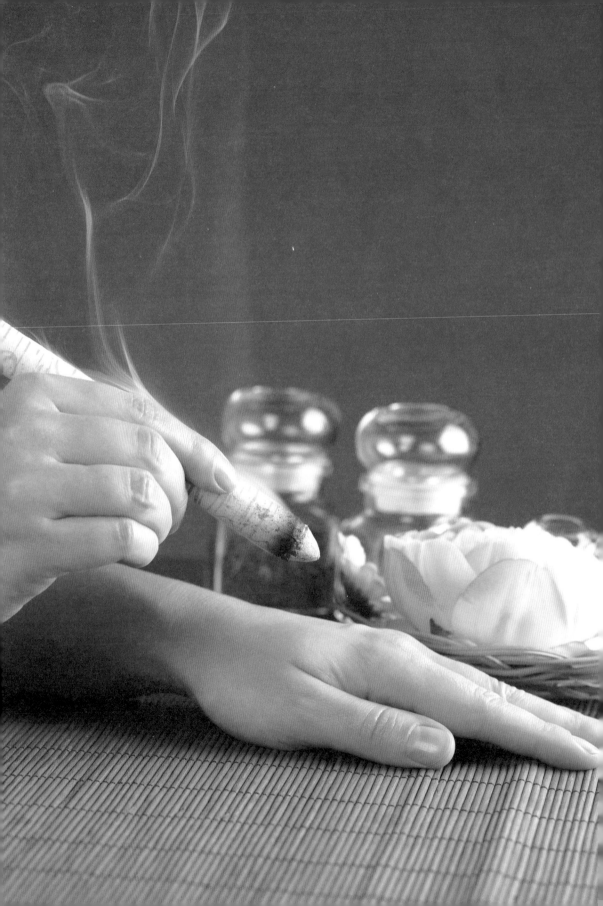

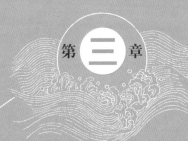

第 **三** 章

常见小毛病艾灸方

　　日常生活中，总会有一些常见的身体小毛病困扰着我们，很多小毛病治疗嫌麻烦，不治又会妨碍生活，还会逐渐加重而影响健康。解决这些烦恼，不妨试试艾灸，坚持一段时间，很多困扰你的健康问题都会逐渐消失。

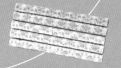

感冒

感冒俗称伤风。根据发病季节或症状的不同，中医通常将其分为风寒感冒、风热感冒和暑湿感冒等类型。治疗风寒感冒、暑湿感冒均可采用艾灸。

风寒感冒

风寒感冒是由于感受外邪，而出现发热恶寒、头身疼痛、鼻塞流涕等症状的疾病，俗称"伤风"。其主要症状为头痛、四肢酸楚、鼻塞流涕、咽痒咳嗽、咯稀痰、恶寒发热（或不热）、无汗。中医中有"风为百病之长，六淫之首"的说法，故治疗应当以疏风解表为主。

特效穴位：列缺穴、风门穴、风池穴

列缺穴
在前臂腕掌侧远端横纹上1.5寸，拇短伸肌腱与拇长展肌腱之间，拇长展肌腱沟的凹陷中。

风池穴
在颈后区，枕骨之下，胸锁乳突肌上端与斜方肌上端之间的凹陷中。

风门穴
在脊柱区，第2胸椎棘突下，后正中线旁开1.5寸。

方法一 温和灸列缺穴

快速取穴：左右两手虎口交叉，一手食指压在另一手的桡骨茎突上，食指尖到达之处即列缺穴。

艾灸方法：艾条温和灸列缺穴5~10分钟，或艾炷无瘢痕灸3~5壮，每天1次。

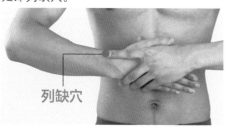

列缺穴

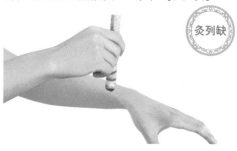

灸列缺

艾灸祛寒湿看这本就够

方法二 回旋灸风门穴

快速取穴：坐位，由颈背交界处椎骨的最高点（第7颈椎）向下数2个椎骨（第2胸椎），在其下向左右两侧分别量取2指宽（食指、中指并拢）即为风门穴。

艾灸方法：用艾条回旋灸风门穴，每次每穴灸15分钟，每天1次。

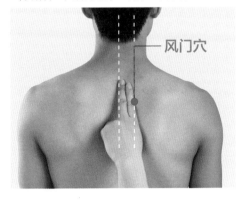

风门穴

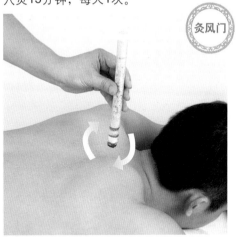

灸风门

方法三 艾条隔姜灸风池穴

快速取穴：坐位，在后发际上1寸水平，从耳后向后正中线摸，摸过一条明显的肌肉，该肌肉与另一肌肉之间的凹陷处，即为风池穴。

艾灸方法：艾条隔姜灸风池穴5~10分钟，每天1次。

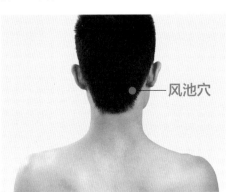

风池穴

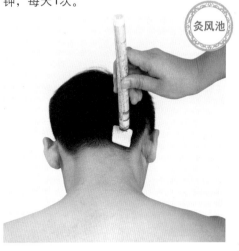

灸风池

增效疗法　　艾灸治疗风寒感冒应越早越好。风寒感冒初起，若能及时灸之，则片刻阳气蒸腾、卫气运转，寒气立即消散，病即愈。病程中灸之，能迅速解除恶寒、鼻塞等症状。但若是感冒时间久了，出现喉咙干痛、鼻流黄脓涕等症状，就不要灸了。

轻症亦可用生姜10克，红糖适量，煎水服用。

第三章　常见小毛病艾灸方

59

暑湿感冒

暑湿感冒发生于夏季，面垢身热汗出，但汗出不畅，身热不扬，身重倦怠，头昏重痛，或有鼻塞流涕，咳嗽痰黄，胸闷欲呕，小便短赤，舌苔黄腻。重症气阴两脱，则见面色苍白、汗出气短、血压下降、四肢抽搐、神志不清。急取神阙穴、关元穴艾灸以回阳救逆。

特效穴位：神阙穴、关元穴

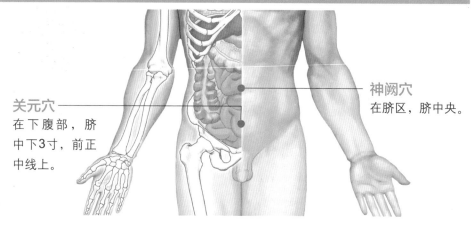

关元穴 ——
在下腹部，脐
中下3寸，前正
中线上。

神阙穴
在脐区，脐中央。

方法一 雀啄灸神阙穴

快速取穴： 神阙穴在腹中部，肚脐中央。

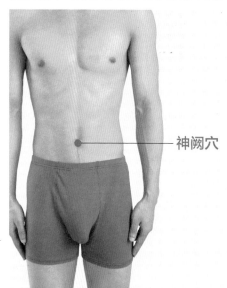

神阙穴

艾灸方法： 艾条雀啄灸神阙穴，灸5~10分钟，以局部出现深红晕为度。

对小儿患者及皮肤知觉迟钝者，医者宜以左手食指和中指分置穴区两旁，以感觉灸热程度，避免烫伤。

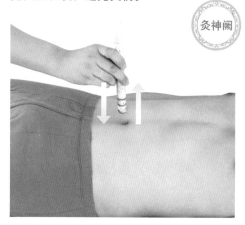

灸神阙

艾灸 祛寒湿看这本就够

快速取穴： 从肚脐向下量3寸处（4指横宽），即为关元穴。

艾灸方法： 艾条雀啄灸关元穴，灸5~10分钟，以局部出现深红晕为度。

灸关元

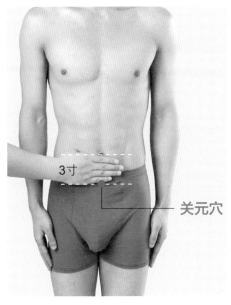

3寸

——关元穴

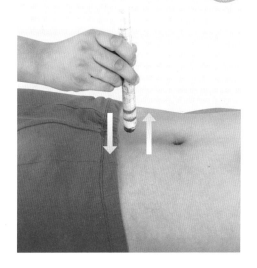

增效疗法

新加香薷饮

原料： 香薷6克，金银花9克，鲜扁豆花9克，厚朴6克，连翘6克。

做法： 将以上原料加5杯水，小火煎煮至余2杯，去渣取汁。

用法： 先服1杯药汁，若出汗，汗止后服第2杯即可。服用1杯后若不出汗，再服用第2杯，若还不出汗，再煎1剂服用。

功效： 适用于夏季感冒。证见恶寒发热、无汗、胸闷、口渴、舌苔白腻者。

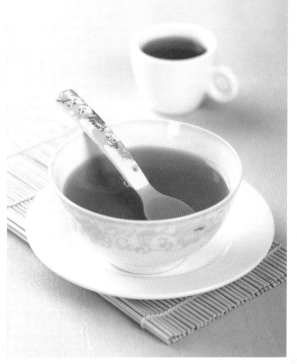

第三章 常见小毛病艾灸方

咳嗽

咳嗽是呼吸系统最常见的病症，是病毒性感冒、上呼吸道感染、急性支气管炎、急性肺炎等急性肺系疾病的主要表现。常见咳嗽多为外感咳嗽，即外感风寒暑热等所致的咳嗽，风寒咳嗽最为常见。此外，肺气虚、肺阴虚等也会导致咳嗽，称为内伤咳嗽。

风寒咳嗽

风寒咳嗽属于外感咳嗽，因外感风寒，而致肺气壅遏不宣。其主要症状为咳声重浊、气急、喉痒、咳痰稀薄色白，常伴鼻塞、流清涕、头痛、肢体酸楚、恶寒发热、无汗等，舌苔薄白。治疗以驱邪利肺为原则，祛风寒、除风燥以宣降肺气。

特效穴位：风门穴、肺俞穴、列缺穴

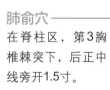

列缺穴
在前臂腕掌侧远端横纹上1.5寸，拇短伸肌腱与拇长展肌腱之间，拇长展肌腱沟的凹陷中。

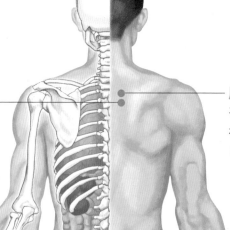

肺俞穴
在脊柱区，第3胸椎棘突下，后正中线旁开1.5寸。

风门穴
在脊柱区，第2胸椎棘突下，后正中线旁开1.5寸。

方法一 温和灸风门穴、肺俞穴 ⋯⋯⋯⋯⋯⋯⋯⋯⋯⋯⋯⋯○

快速取穴：由颈背交界处椎骨的最高点（第7颈椎）向下数2个椎骨（第2胸椎），在其下向左右两侧分别量取2指宽（食指、中指并拢）即为风门穴。

由颈背交界处椎骨的最高点（第7颈椎）向下数3个椎骨（第3胸椎），在其下向左右两侧分别量取2指宽（食指、中指并拢）即为肺俞穴。

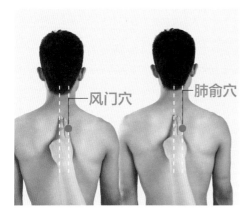

艾灸方法：用艾条温和灸风门穴、肺俞穴各10分钟，每天1次。

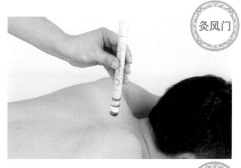

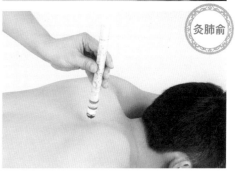

方法二 温和灸列缺穴 ⋯⋯⋯⋯⋯⋯⋯⋯⋯⋯⋯⋯⋯⋯○

快速取穴：左右两手虎口交叉，一手食指压在另一手的桡骨茎突上，食指尖到达之处即列缺穴。

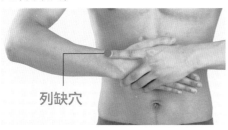

艾灸方法：艾条温和灸列缺穴5~10分钟，或艾炷隔姜灸3~5壮，每天1次。

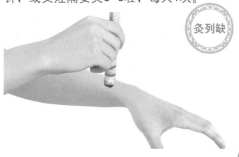

中医提示 咳嗽的预防，重点在于提高机体卫外功能，增强皮毛腠理适应气候变化的能力，患感冒要及时治疗。若常自汗者，必要时可服用玉屏风散。咳嗽时要注意观察痰的变化，咳痰不爽时，可轻拍其背以促痰液咳出。

内伤咳嗽

　　内伤咳嗽一般由肺气虚、肺阴虚所致。其主要症状为咳嗽反复发作，尤以晨起咳甚，咳声重浊，痰多，痰黏腻或稠厚成块，色白或带灰色，胸闷气憋，痰出则咳缓、憋闷减轻。常伴体倦、腹胀、腹泻。内伤咳嗽以祛邪扶正为治疗原则，以使肺能主气，宣降有权。

特效穴位：天突穴、定喘穴

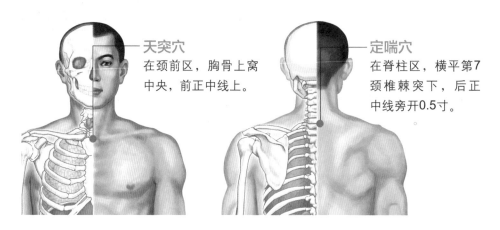

天突穴
在颈前区，胸骨上窝中央，前正中线上。

定喘穴
在脊柱区，横平第7颈椎棘突下，后正中线旁开0.5寸。

方法一　回旋灸天突穴

快速取穴： 在前正中线上，两锁骨中间，胸骨上窝中央。

艾灸方法： 用艾条回旋灸天突穴，每次灸15分钟，每天1次。

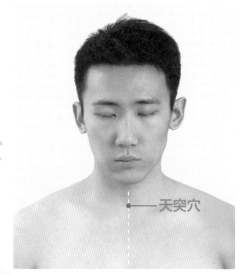

天突穴

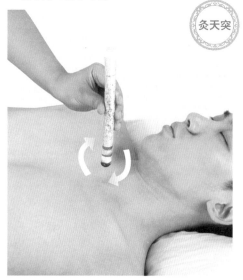

灸天突

艾灸 祛寒湿看这本就够

方法二 回旋灸定喘穴 ·································○

快速取穴： 在脊柱区，坐位低头时，当颈部最高棘突下，分别向两侧旁开0.5寸（半横指）处即定喘穴。

艾灸方法： 用艾条回旋灸定喘穴，每次灸15分钟，每天1次。

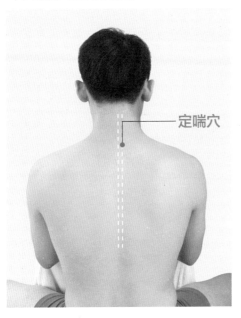

定喘穴

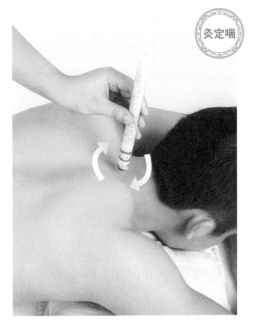

灸定喘

中医提示

　　无论外感咳嗽或内伤咳嗽，共同病机是肺失宣肃，肺气上逆。要注意外感咳嗽慎用敛肺止咳之法，以免留邪为患；内伤咳嗽慎用宣散之法，以防发散伤正。

　　各类咳嗽应注意：饮食上慎食肥甘厚腻之品，以免碍脾助湿生痰；忌食辛辣动火食品；戒烟，避免接触烟尘刺激。

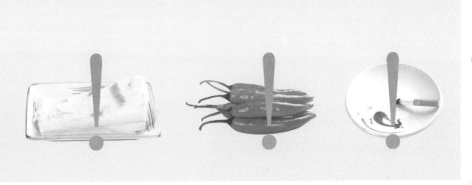

鼻炎

鼻炎是一种常见疾病，症状和感冒类似，主要表现为鼻塞、鼻痒、流鼻涕、头昏头痛等。中医认为鼻炎多因脏腑功能失调，再加上外感风寒，邪气侵袭鼻窍而致。此病往往缠绵难愈，一是正虚而邪恋，二是外邪久客，化火灼津而痰浊阻塞鼻窍。因此，治疗重点是温补肺气、健脾益气、温补肾阳，从而达到扶正祛邪的目的。

特效穴位：迎香穴、印堂穴、肺俞穴

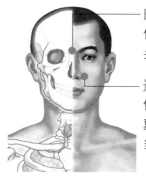

印堂穴
位于面部，两眉头连线中点。

迎香穴
位于面部，在鼻翼外缘中点旁，当鼻唇沟中。

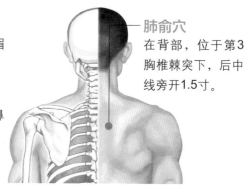

肺俞穴
在背部，位于第3胸椎棘突下，后中线旁开1.5寸。

方法一 温和灸迎香穴、鼻梁、印堂穴

快速取穴： 在鼻翼旁开约1厘米皱纹中，即为迎香穴。两眉头连线与前正中线的交点，即为印堂穴。

艾灸方法： 用艾条温和灸两侧迎香穴各5分钟左右，以感觉到热而能忍受为度。感觉大热时，移到鼻梁，来回几次，感觉鼻部大热后移动到印堂穴，多停留一会儿。鼻塞时这样灸，很快就能通气。小心烫伤。

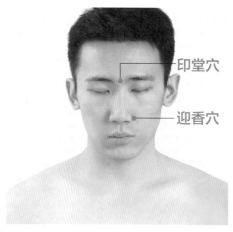

印堂穴

迎香穴

灸迎香

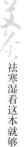

艾灸祛寒湿看这本就够

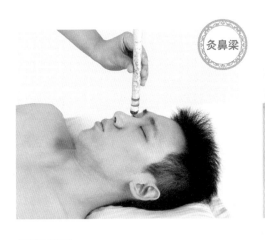

灸鼻梁

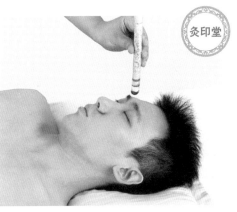

灸印堂

方法二 艾盒灸肺俞穴

快速取穴： 找到第3胸椎，在其棘突下向两侧各旁开2横指（食指和中指），即为肺俞穴。

艾灸方法： 用单眼艾灸盒或双眼艾灸盒艾灸，每侧约灸15分钟。

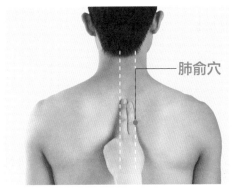

肺俞穴

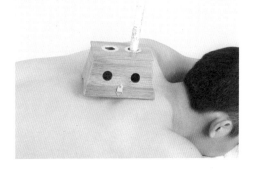

灸肺俞

增效疗法 鼻炎遇风寒加重者，可配合以下食疗方法。

葱白红枣鸡肉粥

原料： 红枣10枚（去核），葱白5段，鸡肉（连骨）100克，香菜10克，生姜10克，粳米100克。

做法： 将粳米、鸡肉、生姜、红枣先煮粥，粥成再加入葱白、香菜，调味服用，每日1次。

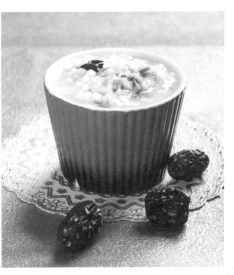

头痛

头痛是患者的一种自觉症状。其原因涉及临床各科，许多颅内疾病、全身性疾病、功能性或精神疾病等均可引起头痛。中医学认为，风袭经络、气血不足等是导致头痛的主要原因，艾灸相关穴位可以达到缓解疼痛的目的。

特效穴位：阿是穴、合谷穴、天柱穴

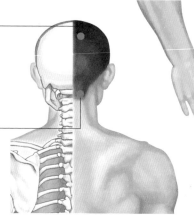

阿是穴
医者根据患者感觉到的某部疼痛范围进行触摸，疼痛处即是阿是穴。

天柱穴
在颈后区，横平第2颈椎棘突上际，斜方肌外缘凹陷中。

合谷穴
在手背，第2掌骨桡侧的中点处。

方法一 隔姜灸阿是穴

快速取穴： 阿是穴又称压痛点，多位于病变的附近。按压阿是穴时，病人有酸、麻、胀、痛、重等感觉，或在疼痛的部位出现扁平、圆形、椭圆形、条索等形状的反应物。

艾灸方法： 找到头部的阿是穴，用艾条隔姜灸5~10分钟，每日1次。

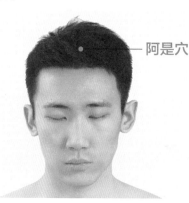

阿是穴

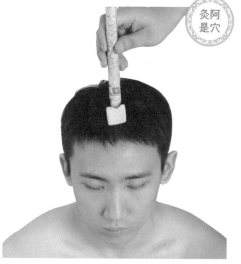

灸阿是穴

方法二 温和灸合谷穴 ⋯⋯⋯⋯⋯⋯⋯⋯⋯⋯⋯⋯⋯⋯⋯○

快速取穴：以一手的拇指指间关节横纹放置在另一手虎口上，在拇指尖下即合谷穴。

艾灸方法：艾条温和灸合谷穴10~20分钟，每天1次。

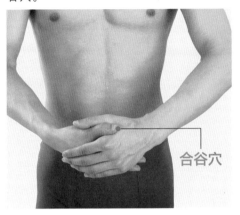
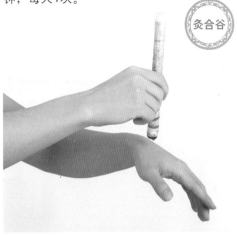

方法三 隔姜灸天柱穴 ⋯⋯⋯⋯⋯⋯⋯⋯⋯⋯⋯⋯⋯⋯⋯○

快速取穴：坐位，触摸颈后部，有两条大筋（斜方肌），在该大筋的外侧缘、后发际缘可触及一凹陷，即为天柱穴。

艾灸方法：艾条隔姜灸天柱穴5~10分钟，每天1次。

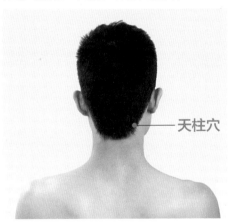
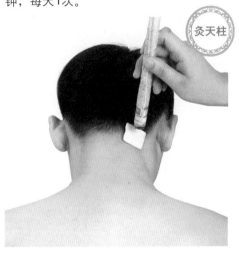

中医提示

肝阳上亢所致头痛不宜用艾灸，其主要症状为头痛目眩，尤以头之两侧为重，伴有心烦易怒、面赤口苦、舌红苔黄等。

头痛如艾灸治疗多次无效或继续加重者，应考虑有无颅脑病变，需及时治疗原发病。

第三章 常见小毛病艾灸方

耳鸣、耳聋

　　耳鸣、耳聋多由暴怒、惊恐、肝胆风火上扰，以致少阳经气闭阻或因外感风寒，或因肾虚气弱、精气不能上达于耳而致。虚证宜用艾灸，证见久病耳聋或耳鸣时作时止，操劳时加剧，按之鸣声减弱，多兼头昏、腰酸、遗精、带下。

特效穴位：翳风穴、听会穴

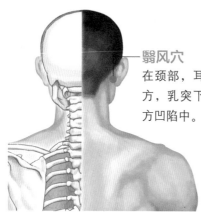

翳风穴
在颈部，耳垂后方，乳突下端前方凹陷中。

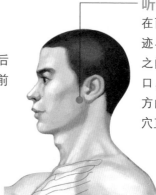

听会穴
在面部，耳屏间切迹与下颌骨髁状突之间的凹陷中（张口，耳屏间切迹前方的凹陷中。听宫穴直下）。

方法一　回旋灸翳风穴

快速取穴： 侧坐位，耳垂微向内折，乳突前方凹陷处即翳风穴。

艾灸方法： 艾条回旋灸翳风穴10~20分钟，每天1次。

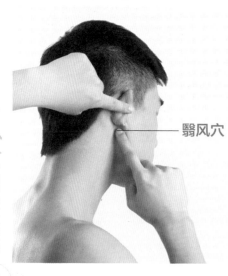

翳风穴

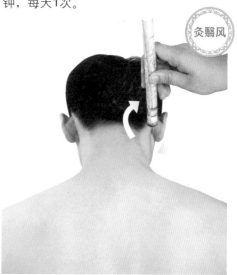

灸翳风

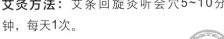

方法二 回旋灸听会穴

快速取穴：侧坐位，张口取穴。手置于耳屏下方，按压有一凹陷，张口时凹陷更明显，凹陷中即听会穴。

艾灸方法：艾条回旋灸听会穴5~10分钟，每天1次。

灸听会

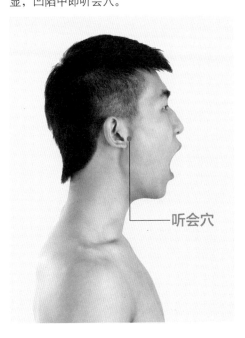

听会穴

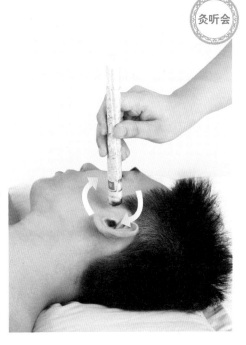

增效疗法　外感风寒加灸外关穴、合谷穴；肾虚加灸肾俞穴、关元穴。

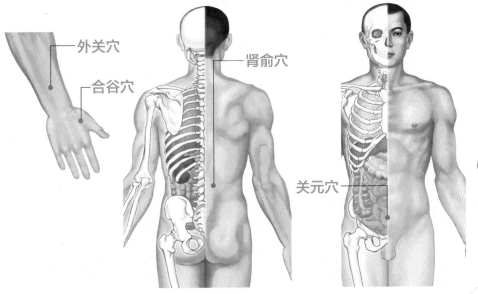

外关穴

合谷穴

肾俞穴

关元穴

眩晕

中医学认为眩晕多与气血不足、肝阳上亢或痰湿中阻有关。轻者平卧闭目片刻即安；重者如乘坐舟车，旋转起伏不定，以致站立不稳。气血不足导致的眩晕可用灸法，以培补脾肾两经，其症状为头晕目眩、两目昏黑、恶心欲吐、四肢乏力、面色㿠白、心悸失眠等。

特效穴位：脾俞穴、肾俞穴、关元穴、足三里穴

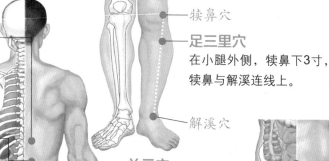

脾俞穴
在脊柱区，第11胸椎棘突下，后正中线旁开1.5寸。

肾俞穴
在脊柱区，第2腰椎棘突下，后正中线旁开1.5寸。

犊鼻穴

足三里穴
在小腿外侧，犊鼻下3寸，犊鼻与解溪连线上。

解溪穴

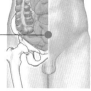

关元穴
在下腹部，脐中下3寸，前正中线上。

方法一 温和灸脾俞穴、肾俞穴

快速取穴：两肩胛骨下角水平线与脊柱相交所在的椎体为第7胸椎，向下数4个椎体（第11胸椎），在其下向左右两侧分别量取2指宽（食指、中指并拢）即为脾俞穴。

两髂前上棘最高点的水平连线与脊柱相交所在的椎体为第4腰椎，向上数2个椎体（第2腰椎），在其下向左右两侧分别量取2指宽（食指、中指并拢）即为肾俞穴。

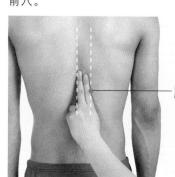

脾俞穴

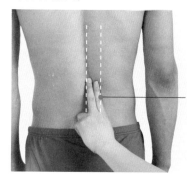

肾俞穴

艾灸方法： 用艾条温和灸脾俞穴、肾俞穴，每穴每侧各灸10分钟，每日1次。

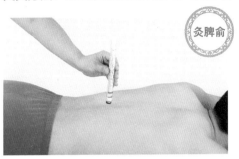

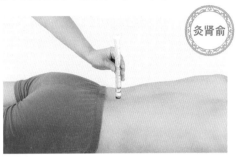

方法二 回旋灸关元穴

快速取穴： 从肚脐向下量3寸处（4指横宽）即为关元穴。

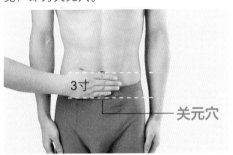

艾灸方法： 艾条回旋灸关元穴，每次灸10~15分钟。

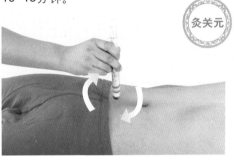

方法三 回旋灸足三里穴

快速取穴： 屈膝，用同侧手张开虎口圈住髌骨外上缘，余4指向下，中指指尖所指处即为足三里穴，按压有酸胀感。

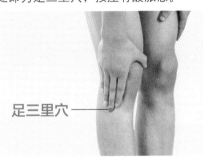

艾灸方法： 艾条回旋灸足三里穴，每次灸15~20分钟。

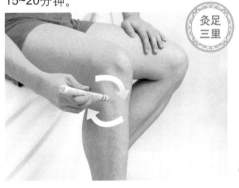

中医提示

眩晕可见于高血压病、动脉硬化、贫血、神经官能症、耳源性疾病及脑部肿瘤等多种疾病。患者几乎都有轻重不等的头晕症状，感觉"飘飘荡荡"，没有明确转动感。眩晕的发作往往并无先兆，较难预防，应及早明确原发病，进行辨证治疗。

第三章 常见小毛病艾灸方

失眠

　　失眠以经常难以入睡，睡而易醒，醒后不易再睡，亦有时睡时醒其或彻夜不睡等为特征。病因有心脾亏损、肾虚、心胆气虚、情志抑郁、肝阳上扰或脾胃不和等。治疗均以安神为主，可选用艾灸。

特效穴位：神门穴、三阴交穴

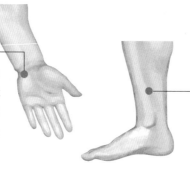

神门穴
在腕前区，腕掌侧远端横纹尺侧端，尺侧屈腕肌腱的桡侧缘（于豌豆骨上缘桡侧凹陷中，在腕掌侧远端横纹上取穴）。

三阴交穴
在小腿内侧，内踝尖上3寸，胫骨内侧缘后际。

方法一　温和灸神门穴

快速取穴： 仰掌，在腕骨后缘，尺侧腕屈肌的桡侧，在掌后第1横纹上即神门穴。

艾灸方法： 艾条温和灸神门穴5~15分钟，每天1次，两侧穴位皆要灸。

灸神门

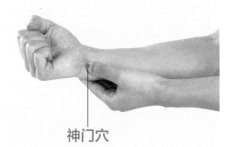

神门穴

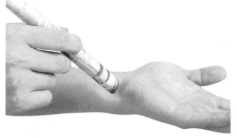

艾灸 祛寒湿看这本就够

方法二 温和灸三阴交穴 ⋯⋯⋯⋯⋯⋯⋯⋯⋯⋯⋯⋯⋯⋯⋯⋯⋯ ○

快速取穴：侧坐垂足，手4指并拢，小指下缘紧靠内踝尖上，食指上缘所在的水平线与胫骨后缘的交点处即为三阴交穴。

艾灸方法：艾条温和灸三阴交穴5~10分钟，每天1次。

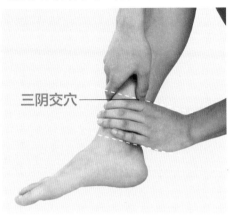

三阴交穴

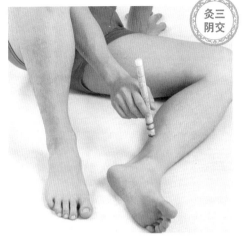

灸三阴交

增效疗法

在安神的基础上，根据病因辨证选穴。

心脾亏损加心俞、厥阴俞、脾俞，证见多梦易醒、心悸、健忘、易汗出。

肾亏加心俞、太溪，证见头晕、耳鸣、遗精、腰酸、舌红。

心胆气虚加心俞、胆俞、大陵、丘墟，证见心悸多梦、喜惊易恐、舌淡。

肝阳上扰配肝俞、间使、太冲，证见急躁易怒、头晕、头痛、胁肋胀痛。

脾胃不和配胃俞、足三里，证见脘闷嗳气或脘腹胀痛、苔厚腻。

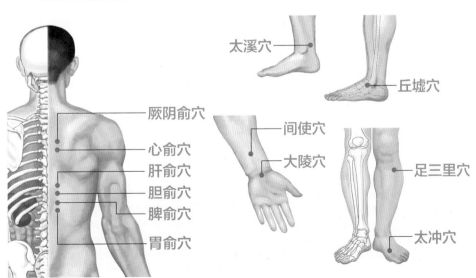

厥阴俞穴

心俞穴

肝俞穴

胆俞穴

脾俞穴

胃俞穴

太溪穴

丘墟穴

间使穴

大陵穴

足三里穴

太冲穴

第三章　常见小毛病艾灸方

手脚冰冷

中医认为，阳虚是造成手脚冰冷的主要原因。阳气不足，不能促进气血运行，四肢得不到气血濡养；从而出现肢体冰冷的症状。艾灸可温补元阳，促进气血运行，使四肢得温。

特效穴位：涌泉穴、命门穴

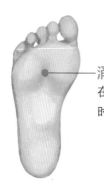

涌泉穴
在足底，屈足卷趾
时足心最凹陷中。

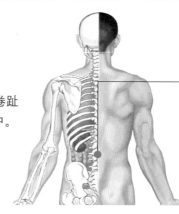

命门穴
在脊柱区，第2
腰椎棘突下凹
陷中，后正中
线上。

方法一　温和灸涌泉穴

快速取穴：坐位，卷足，在足底掌心前面正中凹陷处的前方，可见脚底肌肉组成的"人"字纹路，涌泉穴就位于"人"字纹交叉部分。身体不适时，按压此穴会有疼痛感。

艾灸方法：艾条温和灸涌泉穴15~20分钟，以局部温热潮红为度。两侧穴位轮流进行，每日1次。

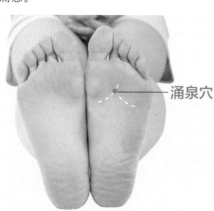

涌泉穴

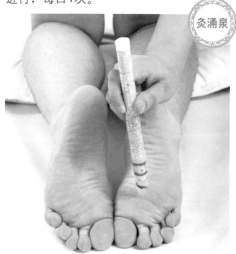

灸涌泉

艾灸
祛寒湿看这本就够

方法二 隔姜灸命门穴

快速取穴： 俯卧位，在腰部，两髂前上棘连线与后正中线的交点处为第4腰椎棘突，再向上数2个椎体（第2腰椎），在其棘突下缘凹陷处即命门穴，与肚脐相对。

艾灸方法： 用艾炷隔姜灸5~7壮，每天1次。

灸命门

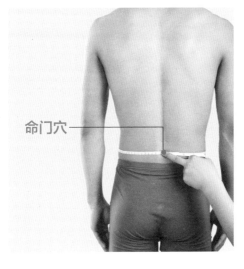

命门穴——

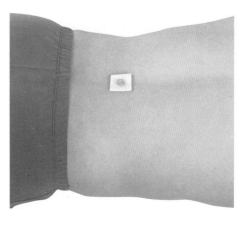

增效疗法

党参红枣茶

原料： 党参30克，红枣10枚。

做法： 党参和红枣加适量水，煎煮取汁。

用法： 代茶饮，每日1剂。

功效： 适用于脾气虚、少气懒言、形寒肢冷等。

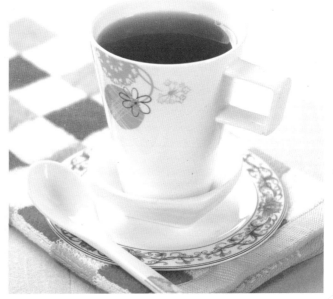

第三章 常见小毛病艾灸方

77

下肢酸痛

下肢酸痛一般发生于日常运动较少而突然长时间行走、站立或运动之后，主要是血液循环不畅造成，属于正常情况。身体寒湿重者也会出现下肢酸痛，往往不需行走站立，起床后就会有明显感觉，时间长了还会身体虚胖，出现下肢水肿等。

特效穴位：太溪穴、肾俞穴、三焦俞穴、脾俞穴

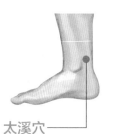
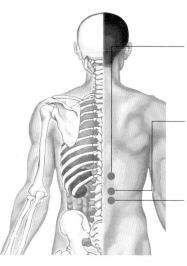

脾俞穴
位于第11胸椎棘突下，后正中线旁开1.5寸。

三焦俞穴
位于第1腰椎棘突下，后正中线旁开1.5寸。

肾俞穴
位于第2腰椎棘突下，后正中线旁开1.5寸。

太溪穴
位于足内侧踝区，内踝尖与跟腱之间的凹陷处。

方法一 温和灸太溪穴

快速取穴： 正坐或仰卧，内踝后缘与跟腱前缘的中间，与内踝尖平齐处即为太溪穴。

艾灸方法： 用艾条温和灸太溪穴，每次每侧各10~15分钟。每天1次。

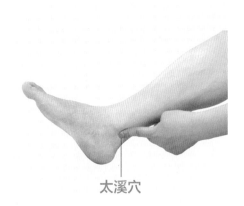

太溪穴

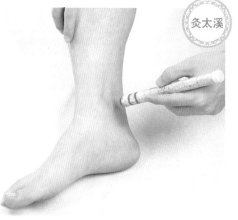

灸太溪

快速取穴：肾俞穴：在腰部，两髂前上棘连线与后正中线的交点处为第4腰椎棘突，再向上数2个椎体（第2腰椎），在其棘突下左右2指宽（食指、中指并拢）处即是肾俞穴。

艾灸方法：用艾条温和灸肾俞穴、三焦俞穴、脾俞穴各10分钟左右，每日1次。

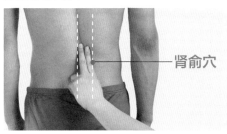

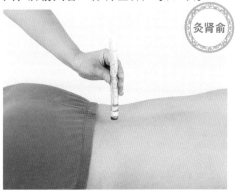

灸肾俞

三焦俞穴：肾俞穴向上1个椎体的位置即为三焦俞穴。

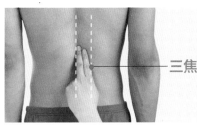

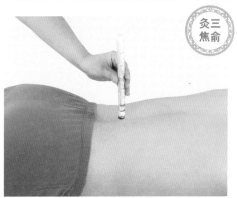

灸三焦俞

脾俞穴：两肩胛骨下角水平线与脊柱相交所在的椎体为第7胸椎，向下数4个椎体（第11胸椎），在其下向左右两侧分别量取2指宽（食指、中指并拢）即为脾俞穴。

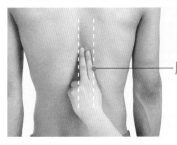

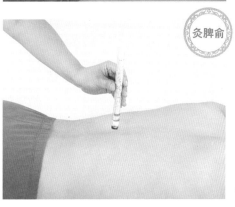

灸脾俞

中医提示
以上艾灸只针对身体寒湿较重、湿困脾阳等所致下肢酸痛有效。身体缺少某些微量元素，如钾、钙，以及静脉曲张等也可导致下肢酸痛。所以如果出现下肢酸痛，休息或经手法治疗后不能缓解，则要及时检查。

食欲不振

　　食欲不振就是指进食需求低落，甚至消失。简单地说，就是没有想吃东西的欲望，食欲较差。身体长期寒湿是导致食欲不振的重要原因，因为寒湿会导致脾阳受损，脾胃功能减弱，除食欲不振外，进食时还会有隐隐的恶心感，平时也会有胃脘隐痛、嗳气吐清水、头重、身重等现象，夏季尤为明显。

特效穴位：脾俞穴、胃俞穴、足三里穴、丰隆穴

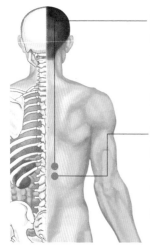

脾俞穴
在脊柱区，第11胸椎棘突下，后正中线旁开1.5寸。

胃俞穴
在脊柱区，第12胸椎棘突下，后正中线旁开1.5寸。

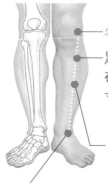

犊鼻穴

足三里穴
在小腿外侧，犊鼻下3寸，犊鼻与解溪连线上。

丰隆穴
在小腿前外侧，当外踝尖上8寸，条口外，距胫骨前缘2横指。

解溪穴

方法一 隔姜灸脾俞穴、胃俞穴 ················○

快速取穴：两肩胛骨下角水平线与脊柱相交所在的椎体为第7胸椎，向下数4个椎体即第11胸椎，在其下向左右两侧分别量取2指宽（食指、中指并拢）即为脾俞穴。

脾俞穴直下1个椎体即为胃俞穴。

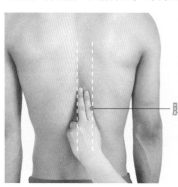

脾俞穴

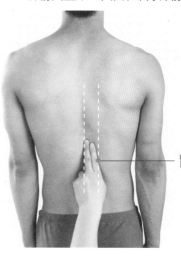

胃俞穴

艾灸方法: 艾炷隔姜灸5~7壮, 每天1次, 一般10次为1个疗程。腹泻也可用此疗法。

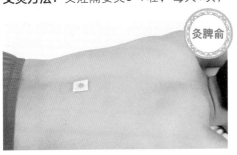

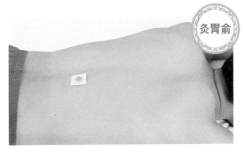

方法二 温和灸足三里穴、丰隆

快速取穴: 屈膝, 用同侧手张开虎口圈住髌骨外上缘, 余4指向下, 中指指尖所指处即为足三里穴, 按压有酸胀感。

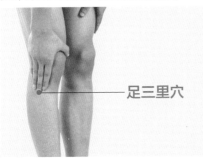

正坐屈膝, 丰隆穴约当犊鼻(外膝眼)与解溪(足背踝关节横纹中央凹陷处)的中点。

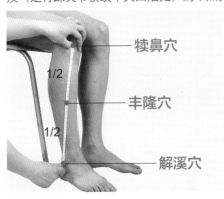

艾灸方法: 艾条温和灸足三里穴、丰隆穴, 每次每穴各灸15分钟, 两侧都要灸。

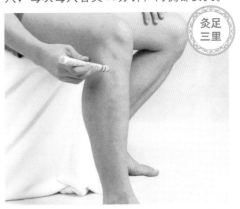

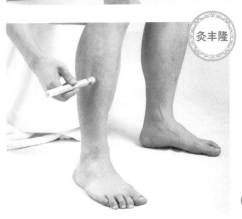

中医提示 　除寒湿困脾引起的食欲不振外, 过度的体力劳动或脑力劳动、饥饱不均、情绪紧张、过度疲劳、暴饮暴食、酗酒吸烟、食用生冷食物、长期服用药物、饱食后运动等也都会导致食欲不振。因此对于食欲不振要根据病因做针对性调理。

呕吐

呕吐多因外邪、食滞、痰饮、肝气等邪气犯胃，以致胃气痞塞，升降失调，气逆作呕；或为脾胃气阴亏虚，运化失常，不能和降。寒邪客胃引发的呕吐可通过灸法缓解，其症状为时吐清水或稀涎、进食则吐、喜暖畏寒或大便溏薄。治疗以和胃降逆为原则。

特效穴位：内关穴、足三里穴、上脘穴、胃俞穴

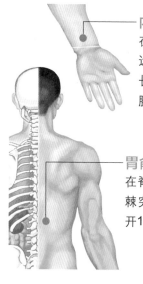

内关穴
在前臂前区，腕掌侧远端横纹上1寸，掌长肌腱与桡侧腕屈肌腱之间。

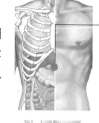

上脘穴
在上腹部，脐中上5寸，前正中线上。

胃俞穴
在脊柱区，第12胸椎棘突下，后正中线旁开1.5寸。

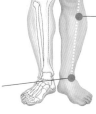

犊鼻穴

足三里穴
在小腿外侧，犊鼻下3寸，犊鼻与解溪连线上。

解溪穴

方法一 **温和灸内关穴**

快速取穴： 伸肘仰掌，微屈腕，从腕横纹上量约3横指处，在掌长肌腱与桡侧腕屈肌腱之间的凹陷中即为内关穴。

艾灸方法： 艾条温和灸内关穴5~10分钟，或艾炷隔姜灸内关穴5~7壮。

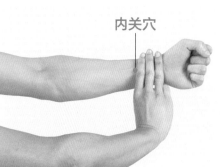

内关穴

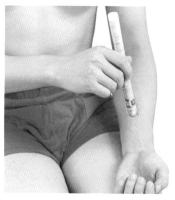

灸内关

艾灸 祛寒湿看这本就够

方法二 回旋灸足三里穴 ·······································○

快速取穴：屈膝，用同侧手张开虎口围住髌骨外上缘，余4指向下，中指指尖所指处即为足三里穴，按压有酸胀感。

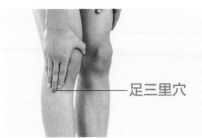

足三里穴

艾灸方法：艾条回旋灸足三里穴，每次灸15~20分钟。

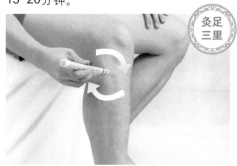

灸足三里

方法三 隔姜灸上脘穴 ·······································○

快速取穴：在上腹部，前正中线上，脐中与胸剑结合点连线的中点为中脘穴，其上1指宽（拇指）处即为上脘穴。

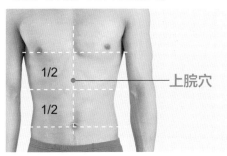

1/2
1/2
上脘穴

艾灸方法：艾炷隔姜灸上脘穴3~5壮，每天1次。

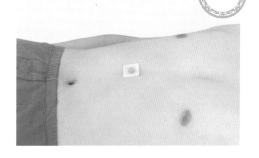

灸上脘

方法四 隔姜灸胃俞穴 ·······································○

快速取穴：两肩胛骨下角水平线与脊柱相交所在的椎体为第7胸椎，向下数5个椎体（第12胸椎），在其下向左右两侧分别量取2指宽（食指、中指并拢）即为胃俞穴。

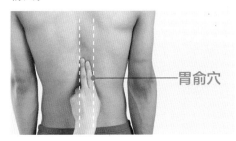

胃俞穴

艾灸方法：艾炷隔姜灸胃俞穴5~7壮，每天1次。

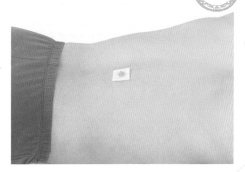

灸胃俞

第三章 常见小毛病艾灸方

呃逆

呃逆，即打嗝。是一个生理上常见的现象，由横膈膜痉挛收缩引起。多与饮食有关。特别是饮食过快、过饱，摄入过热或过冷的食物，外界温度变化和过度吸烟也可引起。呃逆频繁或持续24小时以上，为难治性呃逆，多发生于某些疾病，如中风。多由邪气与积滞中阻，或暴怒气逆，胃膈气失宣降所致。表现为呃逆连续，声短而频。如偶发者可不治自愈。如发作不止，宜宽膈和胃、降逆调气，可取内关、足三里、巨阙、膈俞等穴灸之。

特效穴位：内关穴、足三里穴、巨阙穴、膈俞穴

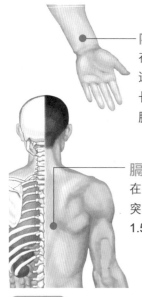

内关穴
在前臂前区，腕掌侧远端横纹上1寸，掌长肌腱与桡侧腕屈肌腱之间。

巨阙穴
在上腹部，脐中上6寸，前正中线上。

膈俞穴
在脊柱区，第7胸椎棘突下，后正中线旁开1.5寸。

犊鼻穴

足三里穴
在小腿外侧，犊鼻下3寸，犊鼻与解溪连线上。

解溪穴

方法一 隔姜灸内关穴

快速取穴： 伸肘仰掌，微屈腕，从腕横纹上量约2横指处，在掌长肌腱与桡侧腕屈肌腱之间的凹陷中即为内关穴。

艾灸方法： 艾炷隔姜灸内关穴5~7壮，或艾条温和灸5~10分钟。

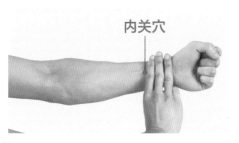

内关穴

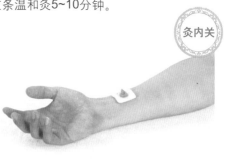

灸内关

方法二 回旋灸足三里穴

快速取穴： 屈膝，用同侧手张开虎口圈住髌骨外上缘，余4指向下，中指指尖所指处即为足三里穴，按压有酸胀感。

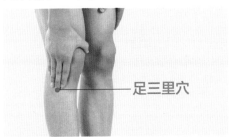

足三里穴

艾灸方法： 艾条回旋灸足三里穴，每次灸15~20分钟。

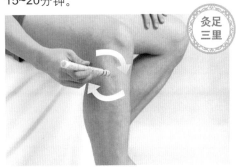

灸足三里

方法三 回旋灸巨阙穴

快速取穴： 在上腹部，前正中线上，将胸剑结合（胸骨最低处）与肚脐中央连线4等分，连线的上1/4与3/4交点处即为巨阙穴。

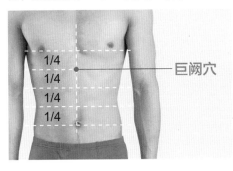

1/4
1/4
1/4
1/4
巨阙穴

艾灸方法： 艾条回旋灸巨阙穴10~15分钟，每天1次。

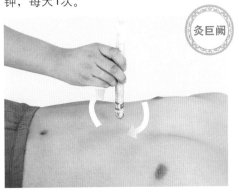

灸巨阙

方法四 隔姜灸膈俞穴

快速取穴： 两肩胛骨下角水平线与脊柱相交所在的椎体为第7胸椎，在其下向左右两侧分别量取2指宽（食指、中指并拢）即为膈俞穴。

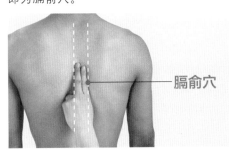

膈俞穴

艾灸方法： 艾炷隔姜灸膈俞穴5~7壮，每天1次。

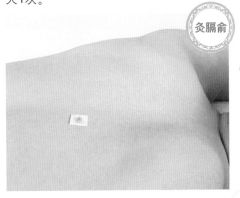

灸膈俞

第三章 常见小毛病艾灸方

腹泻

腹泻，是指大便次数增多，便质稀溏或呈水样。急性腹泻多为寒湿、湿热所致，慢性腹泻多为脾虚或肾虚所致。治疗以疏调胃肠气机、健脾胃、温肾阳为主。

特效穴位：中脘穴、天枢穴、足三里穴、脾俞穴

中脘穴
在上腹部，脐中上4寸，前正中线上（剑胸结合与脐中连线的中点处）。

脾俞穴
在脊柱区，第11胸椎棘突下，后正中线旁开1.5寸。

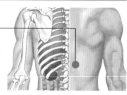

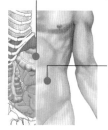

天枢穴
在腹部，横平脐中，前正中线旁开2寸。

犊鼻穴

足三里穴
在小腿外侧，犊鼻下3寸，犊鼻与解溪连线上。

解溪穴

方法一 隔姜灸中脘穴、天枢穴

快速取穴：中脘穴位于上腹部，肚脐（神阙穴）与胸剑结合（胸骨最低处）连线的中点处。

天枢穴位于中腹部，肚脐左右3指宽（食指、中指、无名指并拢）处。

艾灸方法：艾炷隔姜灸中脘穴、天枢穴各3~5壮，急性腹泻每天灸2次，直到腹泻停止。

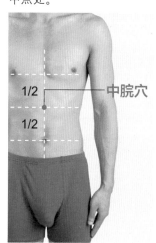

1/2 —— 中脘穴

1/2

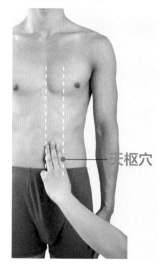

天枢穴

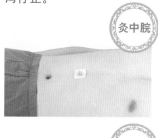

灸中脘

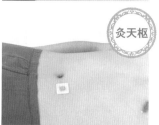

灸天枢

艾灸祛寒湿看这本就够

方法二 温和灸足三里穴

快速取穴：屈膝，用同侧手张开虎口圈住髌骨外上缘，余4指向下，中指指尖所指处即为足三里穴，按压有酸胀感。

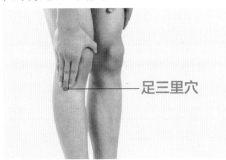

足三里穴

艾灸方法：艾条温和灸足三里穴，每次灸15~20分钟，急性腹泻每天灸2次，直到腹泻停止。

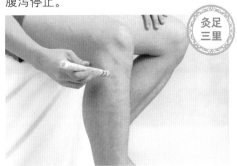

灸足三里

方法三 隔姜灸脾俞穴

快速取穴：两肩胛骨下角水平线与脊柱相交所在的椎体为第7胸椎，向下数4个椎体（第11胸椎），在其下向左右两侧分别量取2指宽（食指、中指并拢）即为脾俞穴。

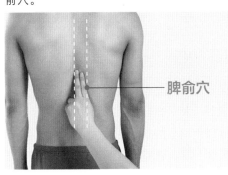

脾俞穴

艾灸方法：艾炷隔姜灸5~7壮，慢性腹泻每天1次，一般10次为1个疗程，或直到腹泻停止。

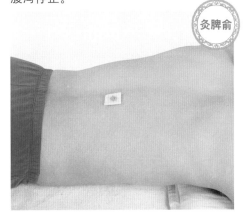

灸脾俞

增效疗法

生姜茶

原料：生姜9克，红茶5克。

做法：将以上原料以开水冲泡即可饮用。

用法：每日1剂，不拘时频饮。可在艾灸后温饮，增强祛寒湿效果。

功效：辛温散寒，固肠止泻，适用于寒湿腹泻，症见大便清稀、身寒喜温。

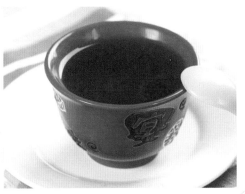

第三章 常见小毛病艾灸方

痢疾

痢疾为常见肠道传染病，大致可分为热痢、寒痢，也有寒热虚实夹杂者。对于寒湿痢宜用艾灸，其主要症状为下痢黏白冻、喜暖畏寒、胸脘痞闷、口淡不渴。

特效穴位：合谷穴、天枢穴、中脘穴、气海穴

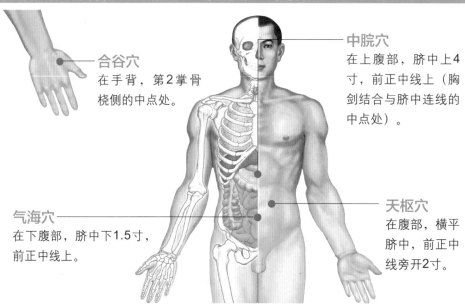

合谷穴
在手背，第2掌骨桡侧的中点处。

中脘穴
在上腹部，脐中上4寸，前正中线上（胸剑结合与脐中连线的中点处）。

气海穴
在下腹部，脐中下1.5寸，前正中线上。

天枢穴
在腹部，横平脐中，前正中线旁开2寸。

方法一 **温和灸合谷穴** ⋯⋯⋯⋯⋯⋯⋯⋯⋯⋯⋯⋯⋯⋯⋯○

快速取穴： 以一手的拇指指间关节横纹放置在另一手虎口上，在拇指尖下即为合谷穴。

艾灸方法： 艾条温和灸合谷穴10~20分钟，每天1次。

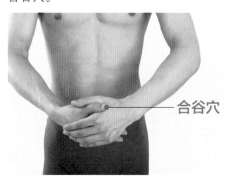

合谷穴

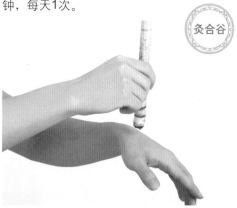

灸合谷

艾灸 祛寒湿看这本就够

方法二 隔姜灸天枢穴、中脘穴、气海穴 ·············○

快速取穴： 天枢穴位于中腹部，肚脐左右3指宽（食指、中指、无名指并拢）处。

艾灸方法： 艾炷隔姜灸，每穴灸3~5壮，每天1次，直到痢疾停止。孕妇慎用气海穴。

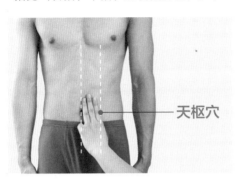

天枢穴

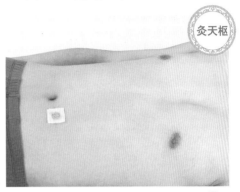

灸天枢

中脘穴位于上腹部，肚脐中央（神阙穴）与胸剑结合（胸骨最低处）连线的中点处。

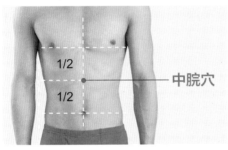

1/2
1/2
中脘穴

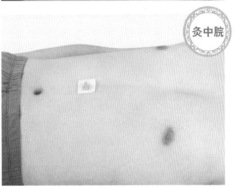

灸中脘

气海穴位于下腹部，肚脐中央向下约2指宽（食指、中指并拢）处。

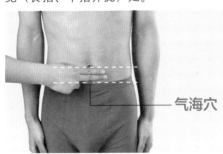

气海穴

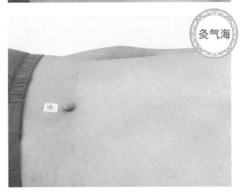

灸气海

中医提示
在痢疾流行季节，可通过调整饮食进行预防。适当食用生蒜瓣，每次1~3瓣，每日2~3次；或将大蒜瓣放入菜食之中食用。也可用适量马齿苋、绿豆，煎汤饮用，对防止感染有一定作用。痢疾患者，须适当禁食，待病情稳定后，以清淡饮食为宜，忌食油腻荤腥的食物。

便秘

　　粪便常在肠内滞留2天以上，粪质坚硬，排便时艰涩难下者，称为便秘。如果是阴寒凝结、阳虚不运所致的便秘也称为寒秘、冷秘，可有腹冷痛、喜热畏寒、苔白润等证。治疗时常用温下而兼润燥之法，宜用艾灸。

特效穴位：上巨虚穴、天枢穴、神阙穴、气海穴

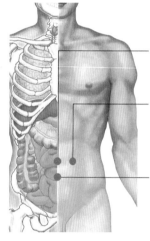

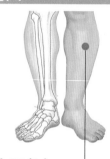

神阙穴
在脐区，脐中央。

天枢穴
在腹部，横平脐中，前正中线旁开2寸。

气海穴
在下腹部，脐中下1.5寸，前正中线上。

上巨虚穴
在小腿外侧，犊鼻下6寸，犊鼻与解溪的连线上（在胫骨前肌上取穴）。

方法一　温和灸上巨虚穴

快速取穴： 正坐屈膝，下肢用力蹬直时，膝盖下面内外边均可见一凹陷，外侧的凹陷处为犊鼻穴。从犊鼻穴向下量两个4横指（即6寸），在胫骨、腓骨之间可触及一凹陷，即上巨虚穴。

艾灸方法： 艾条温和灸上巨虚穴10~20分钟，每天1次。

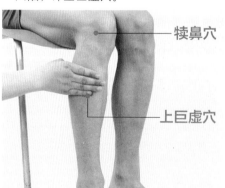

犊鼻穴

上巨虚穴

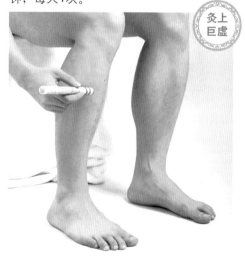

灸上巨虚

艾灸
祛寒湿看这本就够

方法二 隔姜灸天枢穴、神阙穴、气海穴 ·······························○

快速取穴： 天枢穴位于中腹部，肚脐左右
3指宽（食指、中指、无名指并拢）处。

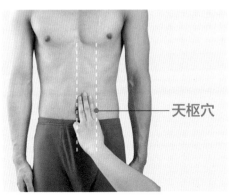

天枢穴

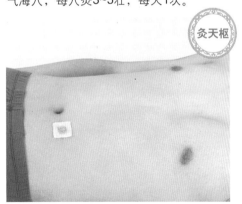

灸天枢

神阙穴在腹中部，肚脐中央。

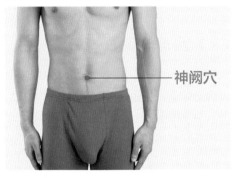

神阙穴

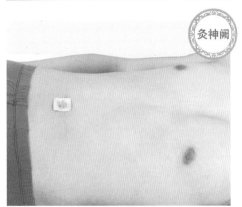

灸神阙

艾灸方法： 艾炷隔姜灸天枢穴、神阙穴、
气海穴，每穴灸3~5壮，每天1次。

从肚脐中央向下量约2横指宽（食指和中
指并拢）处即气海穴。

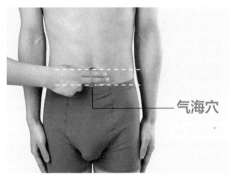

气海穴

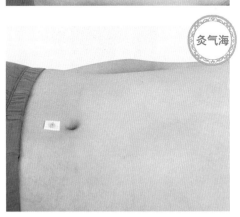

灸气海

**增效
疗法**

实秘不宜艾灸。实秘的常见症状为便次减少，常3~5日1次或更长时间，坚
涩难下。

第三章 常见小毛病艾灸方

91

肥胖

日常所见的肥胖大多为单纯性肥胖，分为两种，一为体质性肥胖，与遗传有关，自幼年起即发生肥胖；二为获得性肥胖，多为青年以后营养过度、活动减少而发生肥胖。

中医学认为单纯性肥胖症乃真元之气不足，痰湿内停所致，故有"胖人多痰"之说。纠正肥胖首先是要控制饮食和体育锻炼相结合，在此基础上可采取药物及针灸等作为辅助治疗。

特效穴位：梁丘穴、公孙穴

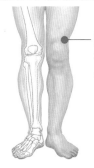

梁丘穴
在股前区，髌底上2寸，股外侧肌与股直肌肌腱之间。

公孙穴
在跖区，第1跖骨底的前下缘赤白肉际处（沿太白向后推至一凹陷，即为本穴）。

方法一 回旋灸梁丘穴

快速取穴： 屈膝，梁丘穴在大腿前面，髂前上棘与髌底外侧端连线上，髌底上约3横指处。

艾灸方法： 艾条回旋灸梁丘穴5~10分钟，每天1次，15~20次为1疗程。

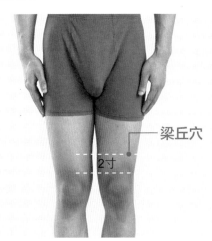

梁丘穴
2寸

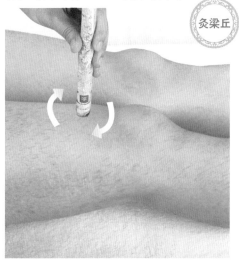

灸梁丘

艾灸祛寒湿看这本就够

方法二 温和灸公孙穴

快速取穴： 正坐，在足弓骨后端下缘可触及一处凹陷，按压有酸胀感，即为公孙穴。

艾灸方法： 艾条温和灸公孙穴10~20分钟，每天1次，15~20次为1疗程。

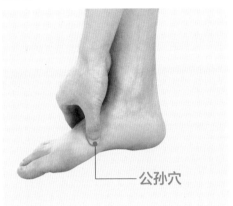

公孙穴

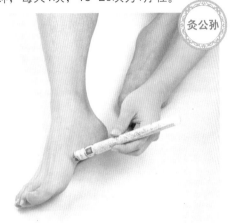

灸公孙

增效疗法

荷叶茶

原料： 干荷叶1张。

做法： 荷叶切碎，煎汤代茶，不拘时频频饮之，3个月为1疗程。

白茯苓粥

原料： 白茯苓粉15克，粳米100克。

做法： 同煮粥，可代替主食常食用。

对腹部肥胖明显者，在天枢穴、大横穴、气海穴、关元穴中，每次选取1~2穴进行艾灸，每日1次，交替使用诸穴。

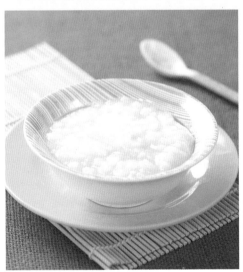

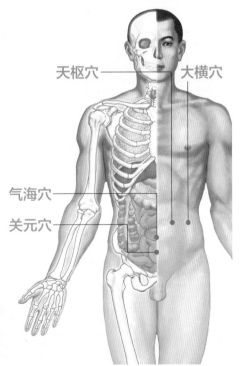

天枢穴

大横穴

气海穴

关元穴

第三章 常见小毛病艾灸方

湿疹

湿疹为常见皮肤病。一般以红斑、水泡、渗出、糜烂、瘙痒、丘疹为特点。由于湿邪存在，所以一般表现为反复发作。中医认为本病主要与湿邪有关，湿可蕴热，发为湿热之证，久之湿则伤脾，热则伤阴血，而致虚实夹杂，反复不愈。

特效穴位：足三里穴、三阴交穴、血海穴、郄门穴

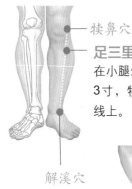

犊鼻穴

足三里穴
在小腿外侧，犊鼻下3寸，犊鼻与解溪连线上。

解溪穴

血海穴
屈膝，在大腿内侧，髌底内侧端上2寸，当股四头肌内侧头的隆起处。

三阴交穴
在内踝尖直上3寸，胫骨后缘。

郄门穴
在前臂掌侧，当曲泽与大陵的连线上，腕横纹上5寸。

方法一 回旋灸足三里穴

快速取穴：屈膝，用同侧手张开虎口圈住髌骨外上缘，余4指向下，中指指尖所指处即为足三里穴，按压有酸胀感。

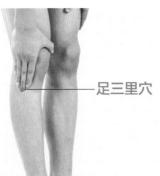

足三里穴

艾灸方法：艾条回旋灸足三里穴，每次灸15~20分钟。

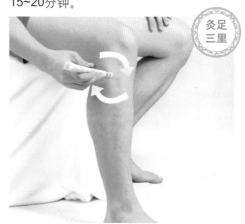

灸足三里

方法二 温和灸三阴交穴、血海穴、郄门穴 ·····················○

快速取穴: 侧坐垂足,手4指并拢,小指下边缘紧靠内踝尖上,食指上缘所在的水平线与胫骨后缘的交点处即为三阴交穴。

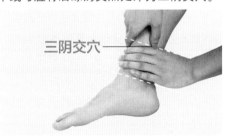

三阴交穴 ——

侧坐屈膝,医者用左手掌心对准患者右髌骨中央,手掌伏于膝盖上,拇指与其他4指约呈45度,拇指尖所指处即为血海穴。

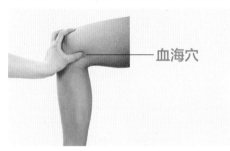

—— 血海穴

仰掌,微屈腕,从腕横纹向上量3横指,在掌长肌腱与桡侧腕屈肌腱之间找到内关,从内关再向上量4横指即为郄门穴。

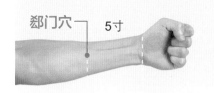

郄门穴 —— 5寸

艾灸方法: 每天选2~3个穴位施灸,每穴不少于15分钟,两边都灸。艾灸期间可以配合喝红糖姜茶以祛湿祛寒。

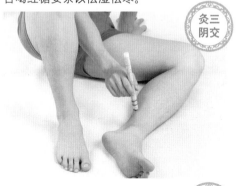

灸三阴交

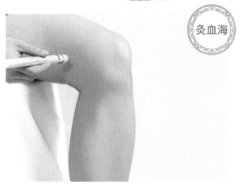

灸血海

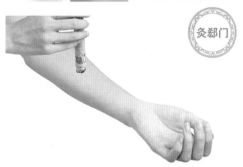

灸郄门

中医提示　　湿疹患者艾灸最好用悬起灸,因为艾灸罐湿气排不出来,会越灸越重。其他皮肤病艾灸也是这样。

　　抽烟、喝酒、熬夜,吃辛辣刺激性食物等都是导致湿疹反复发作的因素,因此,预防和治疗湿疹还要注意调整饮食和生活习惯。

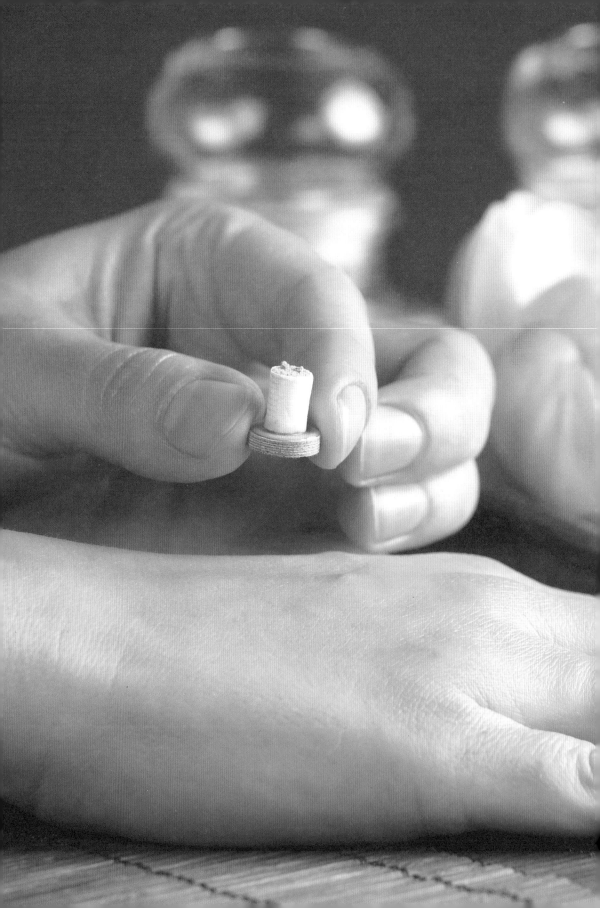

第四章

艾灸祛除颈肩腰腿痛有奇效

湿寒最容易聚集在身体关节部位，造成关节疼痛、无力，甚至出现红肿。艾灸能够温经散寒通络，对祛除关节寒湿具有天然的优势。

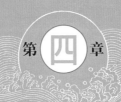

颈椎病

颈椎病是以颈椎功能受限或障碍为主要表现的综合症状，一般表现为颈肩痛、头晕头痛、上肢麻木、肌肉萎缩等。多由慢性劳损或颈椎退行性改变所致，风寒湿邪侵袭或劳累最易引发。风寒湿痹引发的颈椎病，多会出现遇风寒症状加重的情况。

特效穴位：大椎穴、肩井穴

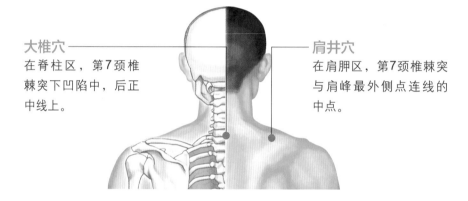

大椎穴 ——
在脊柱区，第7颈椎棘突下凹陷中，后正中线上。

肩井穴
在肩胛区，第7颈椎棘突与肩峰最外侧点连线的中点。

方法一 温和灸大椎穴

快速取穴： 正坐低头，该穴位于后颈部下端，第7颈椎棘突（颈部最高的骨性隆起）下凹陷处。若棘突突起不太明显，可活动颈部，不动的骨节为第1胸椎，其上凹陷处即为大椎穴。

艾灸方法： 用艾条温和灸大椎穴15分钟，每天2次，15天为1个疗程。灸后要注意局部保暖，最好穿带领的衣服。

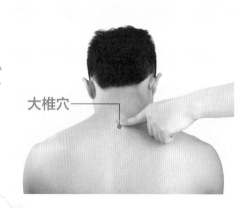

大椎穴 ——

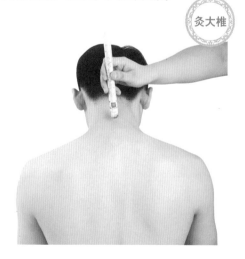

灸大椎

艾灸祛寒湿看这本就够

快速取穴：位于肩上，第7颈椎与肩峰端连线的中点，乳头正上方与肩正中线相交的凹陷处即为肩井穴，按之有明显的酸麻感。

艾灸方法：将艾条垂直对准穴位，雀啄灸15分钟，每天2次，15天为1个疗程。每次灸后及时穿好衣服。

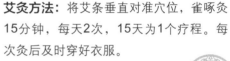

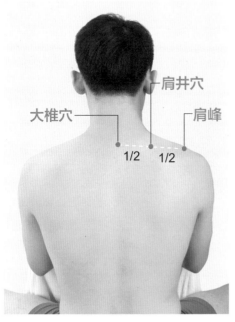

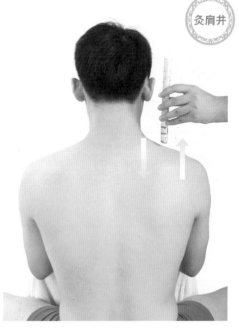

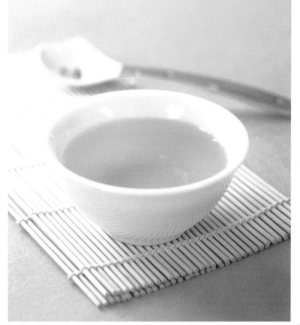

增效疗法

葛根桑枝茶

原料：葛根、桑枝各30克。

做法：将以上原料以开水冲泡即可饮用。

用法：每日1剂，不拘时代茶饮。

功效：祛风除湿止痛。风寒湿痹型颈椎病患者经常饮用，可增强祛寒湿效果，缓解颈项强痛。

第四章 艾灸祛除颈肩腰腿痛有奇效

落枕

落枕是一种常见病，多发于青壮年，以冬春季多见。中医认为落枕多是由于夜间睡觉时姿势不当，致使局部经络气血凝滞，复受风寒侵袭，而导致筋脉拘急，转动受限，不通则痛。艾灸大杼、落枕等穴，可温经散寒、舒经活络，缓解落枕导致的疼痛，并能改善易落枕的症状。

特效穴位：落枕穴、大杼穴、后溪穴

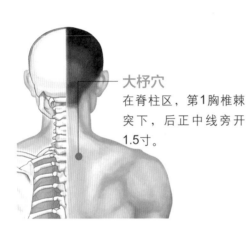

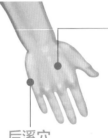

大杼穴
在脊柱区，第1胸椎棘突下，后正中线旁开1.5寸。

落枕穴
在手背，第2、第3掌骨间，掌指关节后0.5寸（指寸）凹陷中。

后溪穴
微握拳，位于第5指掌关节后尺侧的远侧掌横纹头赤白肉际。

方法一　温和灸落枕穴

快速取穴：落枕穴又称外劳宫穴，与劳宫穴相对。取穴时可先取劳宫穴，握拳屈指，中指尖点到处即劳宫穴，与其相对的掌背处第2、第3掌骨间即落枕穴。

艾灸方法：艾条温和灸落枕穴，每次灸10~15分钟。双手穴位皆要灸。

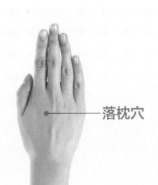

落枕穴

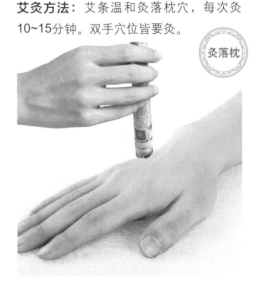

灸落枕

艾灸 祛寒湿看这本就够

方法二 温和灸大杼穴

快速取穴： 正坐低头，找到项背交界处椎骨的最高点（第7颈椎），向下数1个椎体，棘突下旁开2横指处即大杼穴，按压有酸胀感。

艾灸方法： 用艾条温和灸大杼穴，每次每侧穴位灸10分钟，每日1次。也可用双眼艾灸罐同时灸双侧大杼穴。

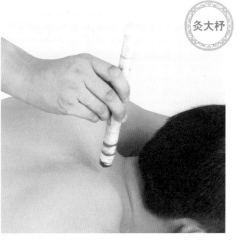

灸大杼

大杼穴

方法三 温和灸后溪穴

快速取穴： 握拳，掌横纹头赤白肉际突出来的地方即是后溪穴。

艾灸方法： 艾条温和灸后溪穴，每次灸10分钟。双手穴位皆要灸。

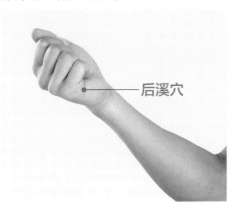

后溪穴

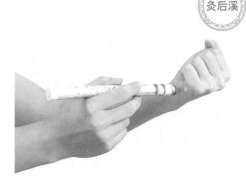

灸后溪

增效疗法

热敷

热敷可促进局部血液循环，起到温经散寒的作用，缓解肌肉痉挛。

将热水袋或盐袋（40~45℃为宜，接触皮肤时应没有灼痛感）敷于患处10~15分钟，每天敷3~4次。敷后配合适当活动头颈部，缓缓前屈、后仰、左右侧偏及旋转头部。动作应缓慢进行，切不可用力过猛。

肩周炎

肩周炎主要表现为肩关节疼痛，关节各方向活动障碍，严重影响日常工作和生活。中医认为肩周炎的形成有内、外两个因素。内因是年老体弱，肝肾不足，气血亏虚；外因是风寒湿邪侵袭肩部，经脉拘急，外伤及慢性劳损。艾灸对内外因所致肩周炎均有改善作用。

特效穴位：肩髎穴、肩髃穴

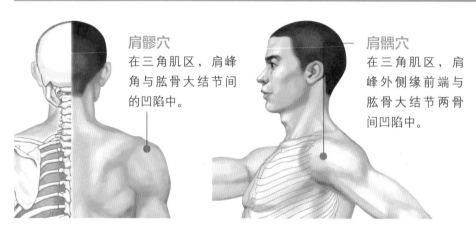

肩髎穴
在三角肌区，肩峰角与肱骨大结节间的凹陷中。

肩髃穴
在三角肌区，肩峰外侧缘前端与肱骨大结节两骨间凹陷中。

方法一 温和灸肩髎穴

快速取穴：臂外展，肩部会出现两个凹陷，肩峰后下方的凹陷处即是肩髎穴。

艾灸方法：用艾条温和灸肩髎穴，每次灸10~15分钟，每天1次。两侧穴位交替进行。在温和灸的过程中，被灸者能感到体内气感有循经脉传导的感觉。

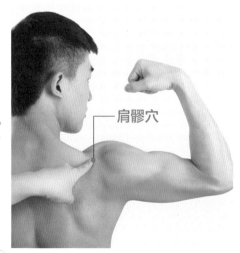

肩髎穴

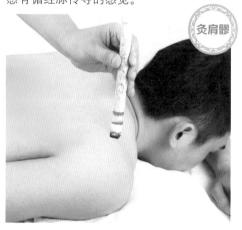

灸肩髎

艾灸祛寒湿看这本就够

方法二 **温和灸肩髃穴** ....○

快速取穴：臂外展或平举，肩部会出现两个凹陷，肩峰前下方凹陷处即是肩髃穴。

艾灸方法：用艾条温和灸肩髃穴，每次灸10~15分钟，每天1次。两侧穴位交替进行。

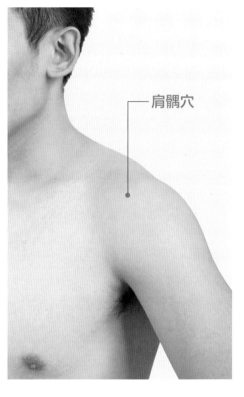

肩髃穴

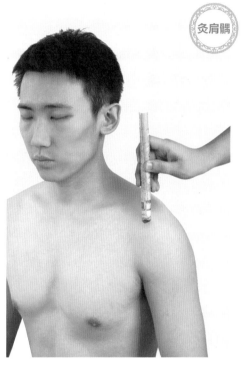

灸肩髃

中医提示　　　肩周炎的治疗，应以动静结合为原则。肿痛明显的早期，宜适当限制肩关节的活动，以舒筋通络、祛瘀止痛、加强筋肉功能为主；肿痛消减的后期，应主动进行功能锻炼并配合药物治疗，以剥离粘连、滑利关节、恢复关节活动功能为主。

增效疗法　　**八仙逍遥汤**

原料：防风、荆芥、川芎、甘草各3克，当归、黄柏各6克，苍术、丹皮、川椒各9克，苦参15克。

用法：将上药装入布袋内，扎口煎汤。艾灸后，熏洗伤处，亦可用药在肩部热敷。每日1~2次，每次10~15分钟。每付药，天热时用1~3天，天冷时可用3~5天。

功效：祛风除湿，消肿止痛。主治肿硬疼痛以及感受风寒湿所引起的筋骨酸痛等症。

第四章　艾灸祛除颈肩腰腿痛有奇效

肘关节痛

中医认为肘关节疼痛多由肘部外伤、劳损或外感风寒湿邪致使局部气血凝滞，经脉瘀阻，筋骨失养所致。早期常表现为肘部疼痛或酸痛不适，严重的则会出现腕部和手部无力。治疗当以疏通气血、舒筋活络为主。

特效穴位：手三里穴、少海穴、肘髎穴

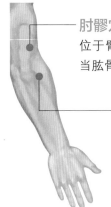

肘髎穴
位于臂外侧，屈肘，曲池穴上方1寸，当肱骨边缘处。

手三里穴
在前臂背面桡侧，当阳溪与曲池连线上，肘横纹下2寸。

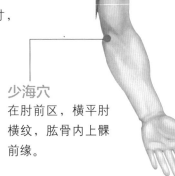

少海穴
在肘前区，横平肘横纹，肱骨内上髁前缘。

方法一 温和灸手三里穴

快速取穴：手肘弯曲，从肘横纹处向前量取3横指，用手按就痛之处。

艾灸方法：用艾条温和灸，双臂两侧穴位交替灸，每次每个穴位各灸10~15分钟，每日1次。症状缓解后隔日灸1次，每月灸10次。

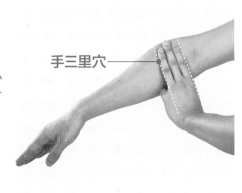

手三里穴

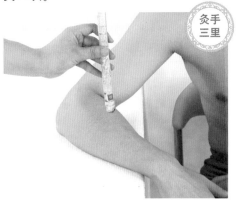

灸手三里

方法二 温和灸少海穴 ....○

快速取穴：屈肘，先找到肘横纹内侧末端，再沿横纹向外摸到骨质突起，即肱骨内上髁，两者连线中点处即为少海穴。

艾灸方法：艾条温和灸少海穴10~15分钟，或用艾炷无瘢痕灸3~5壮。艾灸的同时屈伸腕关节，以达到通络镇痛之目的。

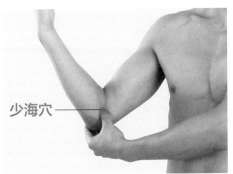

少海穴——

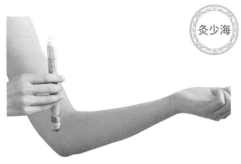

灸少海

方法三 温和灸肘髎穴 ....○

快速取穴：屈肘90度，肘横纹外侧端外凹陷中为曲池穴，其上方1寸即为肘髎穴。

艾灸方法：用艾条温和灸肘髎穴10分钟左右，配合曲池穴，效果更好。

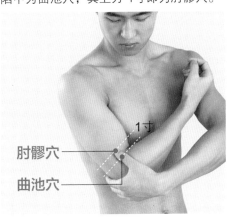

1寸

肘髎穴——

曲池穴——

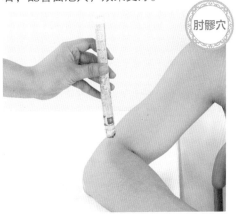

肘髎穴

中医提示
肘关节要谨慎按摩。特别是肘关节外伤的人，禁止按摩。非外伤性的肘关节疼痛可以按摩，但最好是自我按摩，从上到下轻捋下来即可。平时可做一些肘部伸拉练习，主动进行握拳、屈肘、旋前、用力伸直出拳等功能锻炼。

增效疗法
热醋浴
食醋1000毫升，放入搪瓷盆内烧开后，先熏后洗伤处。每日熏洗2次，每次10分钟左右。

手腕痛

手腕痛属中医"伤筋"范畴，系因局部劳作过度，积劳伤筋，或受寒凉，致使气血凝滞，不能濡养经筋而发病。治疗当驱除寒湿外邪，疏通经络、调和气血，以使气血运行通畅，局部循环得以改善，受损组织得以修复，从而达到治愈目的。

特效穴位：阳池穴、外关穴、腕骨穴

外关穴

在前臂后区，腕背侧远端横纹上2寸，尺骨与桡骨间隙中点（阳池上2寸，两骨之间凹陷中，与内关相对）。

腕骨穴

在腕区，第5掌骨底与三角骨之间的赤白肉际凹陷中（由后溪向上沿掌骨直推至一突起骨，于两骨之间凹陷中取穴）。

阳池穴

在腕后区，腕背侧远端横纹上，指伸肌腱的尺侧缘凹陷中（指伸肌腱，在抗阻力伸指伸腕时可明显触及）。

方法一　温和灸阳池穴

快速取穴：微屈指，位于手背腕横纹的中点，左右各一。手背朝上握拳，在腕关节的横纹与无名指延伸线的交接点上，有一个凹陷处，即阳池穴。

艾灸方法：用艾条温和灸阳池穴，双臂穴位交替灸。每穴每次灸5~10分钟，每日1次。症状缓解后隔日灸1次，每月可灸10次。

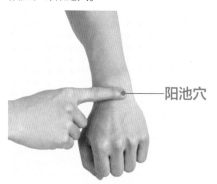
阳池穴

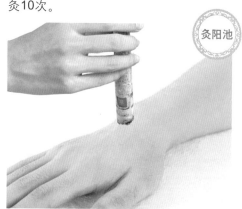
灸阳池

关灸祛寒湿看这本就够

方法二 温和灸外关穴 ⋯⋯⋯⋯⋯⋯⋯⋯⋯⋯⋯⋯⋯○

快速取穴：抬上臂，从腕背横纹中点直上量约3横指处，在前臂尺骨与桡骨间隙中点，与内关相对。

艾灸方法：艾条温和灸5~10分钟，或用艾炷无瘢痕灸、温针灸3~5壮。

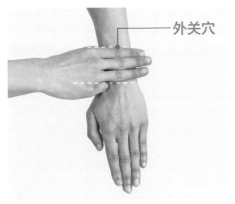

外关穴

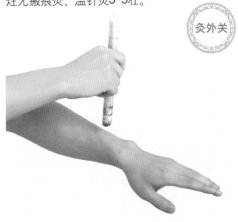

灸外关

方法三 回旋灸腕骨穴 ⋯⋯⋯⋯⋯⋯⋯⋯⋯⋯⋯⋯⋯○

快速取穴：屈肘，掌心向下，沿小指侧赤白肉际向腕部推，可摸到两块骨头（第5掌骨基底和三角骨），在两骨的结合部可触及一凹陷处即为腕骨穴。

艾灸方法：用艾条回旋灸腕骨穴5~15分钟，两侧穴位交替灸，每日1次。

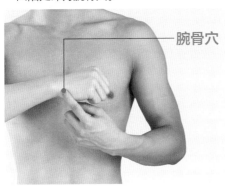

腕骨穴

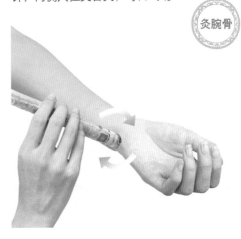

灸腕骨

增效疗法

推揉前臂手三阴经

　　用健侧手掌，沿前臂三阴经路线，自患侧腕部向上至肘窝部，推揉2~3分钟。

　　手三阴经是手太阴肺经、手少阴心经和手厥阴心包经的总称，均属于人体十二经脉。它们的循行方向分别由胸部经过上肢屈侧止于手部。推揉手三阴经可起到疏通经络、调和气血的作用，对腕部、肘部疼痛有缓解作用。

第四章 艾灸祛除颈肩腰腿痛有奇效

背脊痛

中医认为背脊痛的外因是感受风寒湿邪、外伤劳损等，导致筋膜受损、瘀血凝滞、肌肉痉挛、经络阻闭、气血运行不畅；内因则是肾气亏损、肝失所养，内外交迫，从而发病。在治疗上，一方面修复患处；一方面滋补肾阴、调养机理、行气活血。艾灸能攻补结合，达到标本兼治之效。对于疼痛剧烈的，多采用隔姜灸。

特效穴位：身柱穴、腰阳关穴

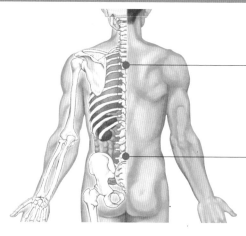

身柱穴
在脊柱区，第3胸椎棘突下凹陷中，后正中线上。

腰阳关穴
后正中线上，第4腰椎棘突下方凹陷处即是。

方法一 隔姜灸身柱穴

快速取穴： 将头部往前倾，在颈后部会摸到一块最突出的骨头，为第7颈椎，再往下数3个椎体，其下方凹陷处即为身柱穴。

艾灸方法： 艾炷无瘢痕灸或隔姜灸3~7壮，或艾条温和灸5~10分钟。

灸身柱

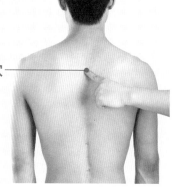

身柱穴

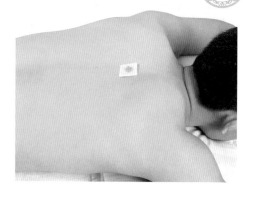

艾灸祛寒湿看这本就够

方法二 回旋灸腰阳关穴 ···○

快速取穴： 俯卧或正坐，先按取两边髂前上棘，两髂前上棘水平连线与后正中线交点处为第4腰椎棘突，棘突下方凹陷处即是腰阳关穴。

艾灸方法： 用艾条回旋灸腰阳关穴5～10分钟，每日1次。症状缓解后隔日灸1次，每月灸10次。

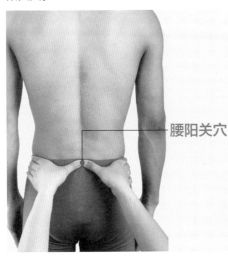

腰阳关穴

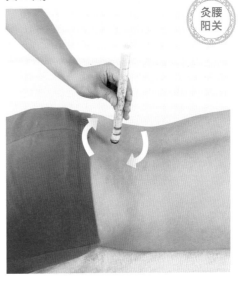

灸腰阳关

中医提示 坚持适当的腰背功能锻炼，如飞燕式、拱桥式等，可加强腰背部肌肉力量，防治背脊痛。

飞燕式： 俯卧，两腿同时作过伸动作；然后两腿不动，上身躯体向后背伸；最后上身与两腿同时背伸。

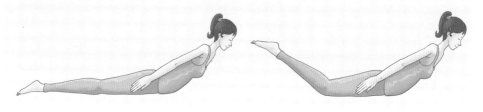

拱桥式： 仰卧，以两手叉腰作支撑点，两腿屈膝呈90度，足掌放于床上。挺起躯干，以头后枕部及两肘支持上半身，两足支持下半身，成半拱桥形。速度宜缓慢。

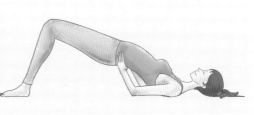

强直性脊柱炎

强直性脊柱炎属风湿病范畴，是一种以脊柱为主要病变部位的慢性病。常表现为腰和（或）脊柱、腹股沟、臀部或下肢酸痛不适，或不对称性关节炎。典型的症状是固定某一姿势的时间较长或早晨醒来时症状加重（晨僵），而躯体活动或热水浴可改善症状。

特效穴位：夹脊穴、阳陵泉穴

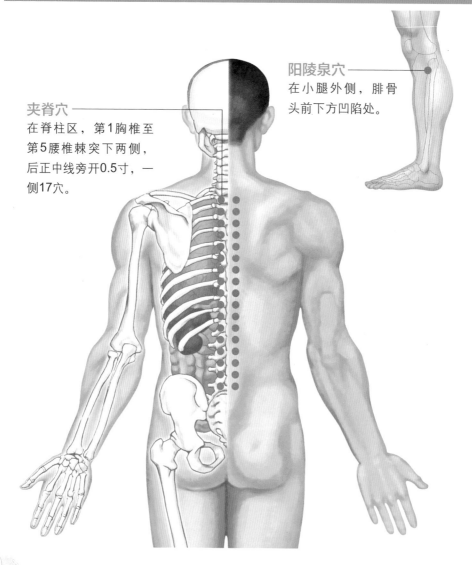

阳陵泉穴
在小腿外侧，腓骨头前下方凹陷处。

夹脊穴
在脊柱区，第1胸椎至第5腰椎棘突下两侧，后正中线旁开0.5寸，一侧17穴。

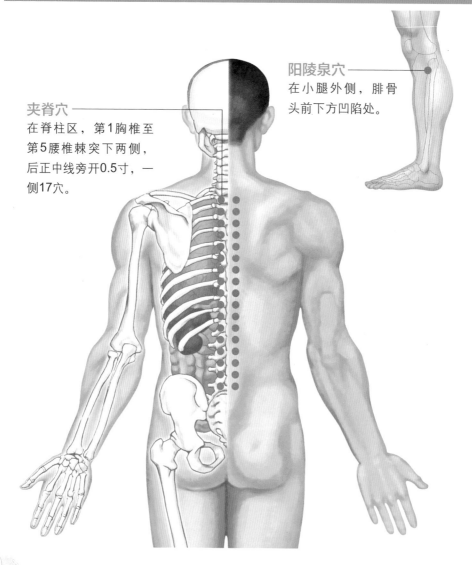

关节 祛寒湿看这本就够

方法一 艾罐灸夹脊穴

快速取穴：坐位低头，在脊柱区，第1胸椎至第5腰椎棘突下，后正中线旁开0.5寸处。

艾灸方法：将艾灸罐从上至下依次放于脊柱上，每个位置灸5~10分钟。每日1次，10次为1疗程，两个疗程之间应间隔5~7天。

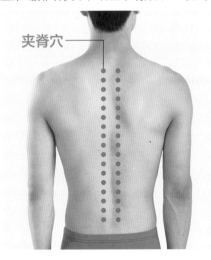

夹脊穴

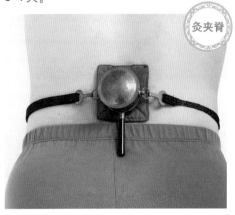

灸夹脊

方法二 温和灸阳陵泉穴

快速取穴：在小腿外侧，先摸到腓骨小头，过腓骨小头前缘作一条竖直切线，再过腓骨小头的下缘作一水平切线，两条切线的交点处即为阳陵泉穴。

艾灸方法：直接用艾条温和灸阳陵泉穴5~15分钟，每日1次。艾灸阳陵泉穴可缓解和改善下肢酸麻疼痛等不适症状。

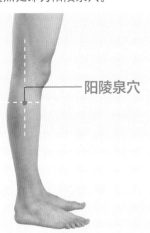

阳陵泉穴

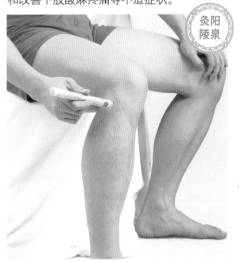

灸阳陵泉

中医提示

经常进行热疗，如热水浴、水盆浴或淋浴、矿泉温泉浴等，可增加局部血液循环，使肌肉放松，疼痛减轻，有利于关节活动，保持正常功能，防止畸形。

第四章 艾灸祛除颈肩腰腿痛有奇效

腰痛

腰为肾之府，中老年人腰痛肾虚多见，但不可忽视风寒湿邪外邪的侵犯，劳累闪伤以及用力不当，也可诱发或加重病情发生。一旦感受外邪则应积极治疗，防止病邪内传，病情严重者应卧床休息。

特效穴位：肾俞穴、承筋穴

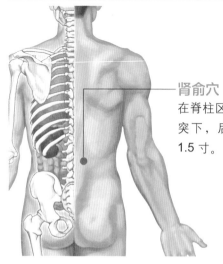

肾俞穴
在脊柱区，第2腰椎棘突下，后正中线旁开1.5寸。

承筋穴
在小腿后区，腘横纹下5寸，腓肠肌两肌腹之间。

方法一　回旋灸肾俞穴

快速取穴：俯卧，先找到位于第2腰椎棘突下，与肚脐相对的命门穴，命门穴左右二指宽处即是肾俞穴。

艾灸方法：用艾条回旋灸肾俞穴，每侧穴位每次灸20分钟，每周3次。若感觉特别疼痛可每周灸5次。

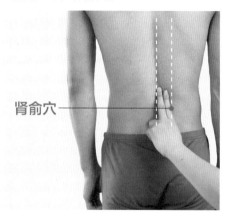

肾俞穴

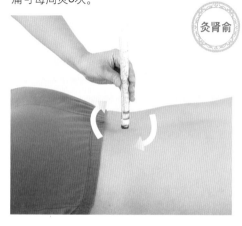

灸肾俞

艾灸 祛寒湿看这本就够

方法二 温和灸承筋穴

快速取穴：在小腿后膝弯腘横纹中点处为委中穴，委中穴往下5寸，在腿肌肉绷紧时最高处即是承筋穴，按压有酸胀感。

艾灸方法：艾条温和灸5~10分钟，或用艾炷无瘢痕灸5~9壮。慢性腰痛和阴雨天疼痛加重的患者艾灸承筋穴，可缓解腰痛及下肢痉挛、麻痹等症状。

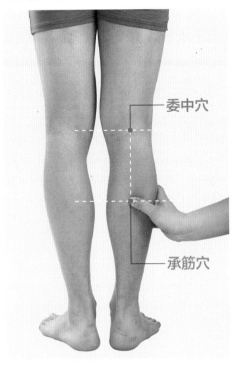

委中穴

承筋穴

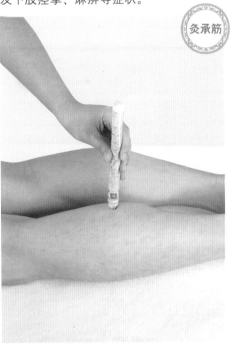

灸承筋

中医提示　　急性腰痛者按摩腰痛点能立即缓解。腰痛点在手背，第2、第3掌骨间及第4、第5掌骨间，腕背侧远端横纹与掌指关节的中点处，一手2穴。

以拇指指尖向下按压腰痛点，并做圈状按摩。点按力度以能忍耐为限。持续点按2~3分钟，或直至症状缓解。左边腰痛按右手腰痛点，右边腰痛按左手腰痛点。

增效疗法

风湿型腰痛泡脚方

原料：生麻黄50克，桂枝50克，炮制附子30克。

用法：上药加5000毫升水煎取3000毫升，取药液与适量热水倒入木桶中，待水温约42℃，两腿浸入药液至膝盖处，保持水温泡25~30分钟，至背微微出汗即可。皮肤过敏、皮肤有破损、月经期间不能泡脚。

功效：散寒除湿、通阳温热。此方不但能治疗风湿型腰痛，还可治风寒感冒、风寒型头痛。严重者泡的时间可稍微延长。

腰椎间盘突出症

中医认为，腰椎间盘突出症多由于外伤劳损与外感风寒湿热邪气，导致营卫失调、气血经络受损，或因肝肾不足，外邪乘虚而入，致使气血瘀阻而发病。其主要症状是腰部伴下肢放射性疼痛或麻木，在站立、行走、咳嗽、喷嚏或大便用力时疼痛加重。局部艾灸可起到温通气血、扶正祛邪的作用，可使疼痛减轻。

特效穴位：腰阳关穴、腰眼穴

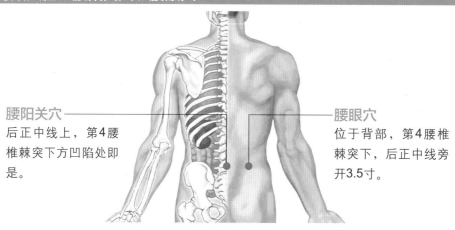

腰阳关穴
后正中线上，第4腰椎棘突下方凹陷处即是。

腰眼穴
位于背部，第4腰椎棘突下，后正中线旁开3.5寸。

方法一 温和灸腰阳关穴

快速取穴： 俯卧或正坐，先按取两边髂前上嵴，两髂前上嵴水平两线与后正中线交点处为第4腰椎棘突，棘突下方凹陷处即是腰阳关穴。

艾灸方法： 用艾条温和灸腰阳关穴，每次灸10~15分钟，每日1次。症状缓解后隔日灸1次，每月灸10次。

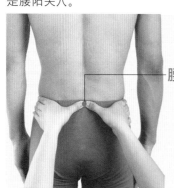

腰阳关穴

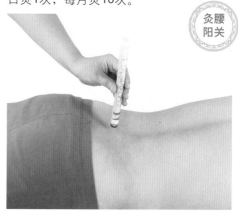

灸腰阳关

艾灸 祛寒湿看这本就够

方法二 **温和灸腰眼穴** ··○

快速取穴：俯卧位，先取与髂嵴相平的腰阳关穴，在与腰阳关穴相平左右各旁开3.5寸（约4横指）处取穴。

艾灸方法：艾条温和灸10~15分钟，或艾炷无瘢痕灸3~5壮，每日1次。症状缓解后隔日灸1次，每月灸10次。

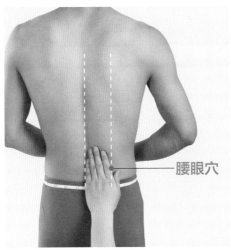

腰眼穴

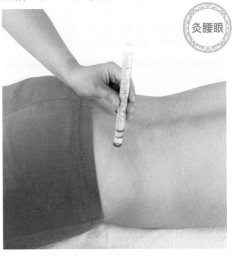

灸腰眼

中医提示 　　腰椎间盘突出切不可随意按摩，以免加重疼痛，不当的按摩还可能加重脊髓损伤。如经药物和物理治疗仍不好转或加重，建议进行手术治疗。

增效疗法 **当归生姜羊肉汤**

原料：当归、生姜各30克，羊肉500克，红枣10枚。

做法：当归、生姜切大片。羊肉切块，入沸水焯去血水，晾凉。羊肉、当归、生姜、红枣同入砂锅，加适量水共煎，沸后撇去浮沫，改小火慢煮至羊肉熟烂。

用法：随量饮汤吃肉，隔日1剂。

功效：温经散寒，活血定痛。主治阴寒内盛，气血凝滞型腰椎间盘突出症。

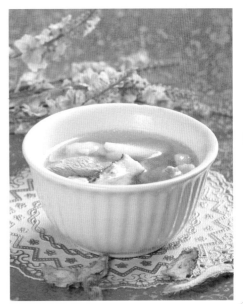

第四章 艾灸祛除颈肩腰腿痛有奇效

坐骨神经痛

坐骨神经痛多由于风寒湿邪客于经络，阻滞经气；或因外伤闪挫，致血络瘀阻，经气不通，不通则痛。艾灸某些穴位，可祛风散寒除湿，行血活络，缓解疼痛症状，并能预防再次发作。

特效穴位：环跳穴、阿是穴、委中穴

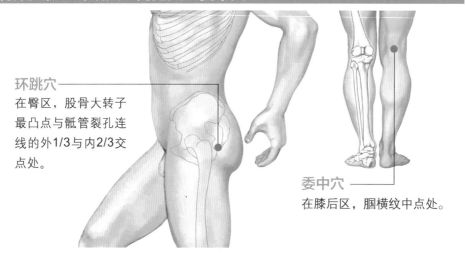

环跳穴
在臀区，股骨大转子最凸点与骶管裂孔连线的外1/3与内2/3交点处。

委中穴
在膝后区，腘横纹中点处。

方法一 温和灸环跳穴

快速取穴： 取侧卧位，伸直下腿，屈上腿，以拇指关节横纹按在股骨大转子上，拇指指向脊柱方向，拇指指尖所接触的凹陷处为环跳穴。按压有酸胀感。

艾灸方法： 用艾条温和灸环跳穴。在家直接灸穴位，不可隔衣灸。左右侧环跳穴各灸15~20分钟，每日1次，10次为1个疗程，各疗程之间应间隔5~7天。

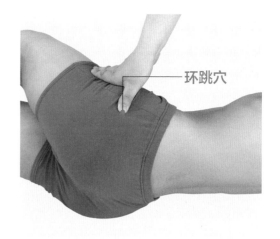

环跳穴

艾灸 祛寒湿看这本就够

方法二 艾罐灸阿是穴 ·····

快速取穴：阿是穴又称压痛点，多位于病变处的附近。按压阿是穴时，病人有酸、麻、胀、痛、重等感觉，或在疼痛的部位出现条、扁平、圆形、椭圆、条索等形状反应物。

艾灸方法：找到腰、臀部的阿是穴，用艾灸罐灸，每穴各灸30分钟，每日1次。

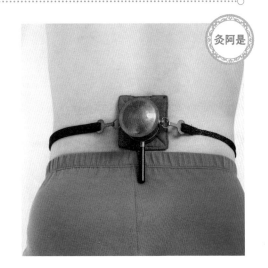

灸阿是

方法三 温和灸委中穴 ·····

快速取穴：在小腿后膝弯腘横纹中点，两条肌腱中间凹陷处即为委中穴。

艾灸方法：用艾条温和灸委中穴5～10分钟，热度以能忍受为度，每天1次。症状改善后隔天1次。

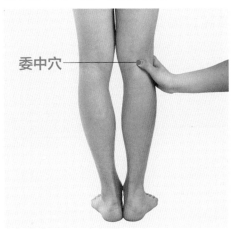

委中穴

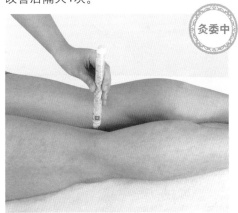

灸委中

中医提示 坐骨神经痛急性期应卧床休息，睡硬板床。在急性疼痛期，不要拾起超过5千克的重物，也不要用腿、臀和背部用力上举重物，可推但不要拉重物。继发性坐骨神性痛应积极针对病因，治疗原发病。

增效疗法 每日睡前用热毛巾或布包的热盐热敷腰部或臀部，温度不可太高，以舒适为宜。经常热敷可缓解疼痛，有助于疾病痊愈。

第四章 艾灸祛除颈肩腰腿痛有奇效

膝关节痛

膝关节痛可能由风湿、劳损、肥胖等多种病因引发。中医认为"不通则痛""不荣则痛"。当关节外感风、寒、湿或受外伤后，会使关节经脉闭阻，导致血流不畅，从而发生疼痛。因此治疗还需从疏通经络气血、温肾补阳入手。

特效穴位：鹤顶穴、肾俞穴、犊鼻穴

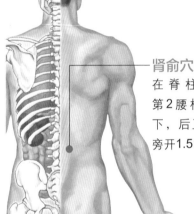

肾俞穴
在脊柱区，第2腰椎棘突下，后正中线旁开1.5寸。

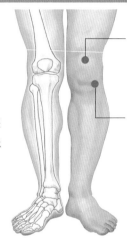

鹤顶穴
在膝上部，髌底的中点上方凹陷处。

犊鼻穴
屈膝，在膝部，髌骨与髌韧带外侧凹陷中。

方法一　温和灸鹤顶穴

快速取穴： 正坐弯膝，在膝盖骨上缘上1寸正中即是鹤顶穴。

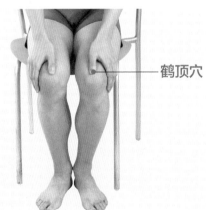

鹤顶穴

艾灸方法： 用艾条温和灸鹤顶穴，每天2次，每次10~15分钟。也可将艾灸盒固定于穴位处，每天温灸30分钟。

灸鹤顶

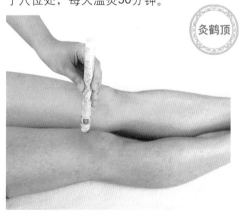

艾灸
祛寒湿看这本就够

回旋灸肾俞穴 ⋯⋯⋯⋯⋯⋯⋯⋯⋯⋯⋯⋯⋯⋯⋯○

快速取穴： 俯卧，先找到位于第2腰椎棘突下，与肚脐相对的命门穴，命门穴左右2指宽处即肾俞穴。

艾灸方法： 用艾条回旋灸肾俞穴，每次每侧穴位灸30分钟，每日1次。

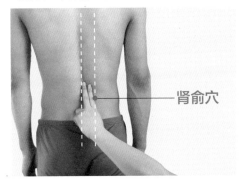

肾俞穴

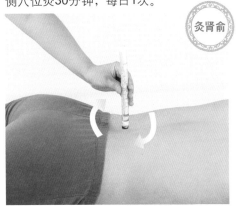

灸肾俞

方法三 **温和灸犊鼻穴** ⋯⋯⋯⋯⋯⋯⋯⋯⋯⋯⋯⋯⋯⋯⋯○

快速取穴： 屈膝，在膝部找到髌骨下缘外侧，该凹陷中央处，即为犊鼻穴。

艾灸方法： 用艾条温和灸患侧犊鼻穴10～15分钟。每天1次，症状改善后隔天1次。配内膝眼艾灸效果更好。

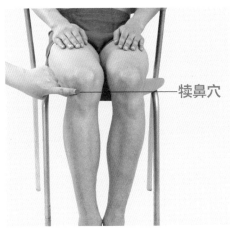

犊鼻穴

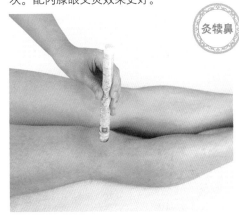

灸犊鼻

增效疗法

麻红泡脚方
原料：麻黄、川牛膝、红花、三棱各30克。

用法： 将以上原料加适量水，加热煮沸后，再小火煮6~7分钟。滤取药汁，待温度降到42℃左右，与适量热水（42℃左右）同放入木桶中，两腿浸入药液至膝盖处最好，泡25~30分钟，至背微微出汗即可，每天1次。1副药可煎3次。

功效： 活血通经，散寒止痛。缓解膝关节疼痛。

踝关节痛

踝关节痛多为关节扭伤所致。伤后有不同程度的局部瘀肿、疼痛和关节活动障碍。中医认为，本病的发生是由于外伤等因素，使踝部的经脉受损，气血运行不畅，经络不通，气滞血瘀而致。治疗时首先是要恢复关节正常，其次是要活血祛瘀，消肿止痛。解溪穴对于脚腕扭伤等脚部疾病非常有效。《千金方》就说此穴治疗"膝重脚转筋，湿痹"。此外还可取足三里穴、阿是穴进行艾灸。

特效穴位：解溪穴、足三里穴、阿是穴

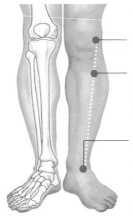

犊鼻穴

足三里穴
在小腿外侧，犊鼻下3寸，犊鼻与解溪连线上。

解溪穴
在足背踝关节横纹中央凹陷处，当跨长伸肌与趾长伸肌腱之间。

方法一 温和灸解溪穴

快速取穴： 正坐，一腿屈膝，脚放平，足背与小腿交界处的横纹中央，两筋之间的凹陷处即是解溪穴。

艾灸方法： 艾条温和灸10~15分钟，或艾炷无瘢痕灸3~5壮。双脚交替灸，每日1次。症状缓解后隔日1次，每月10次。

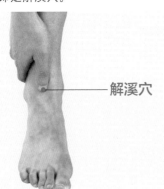

解溪穴

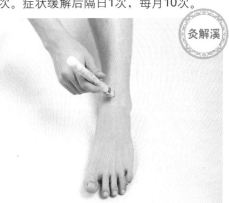

灸解溪

方法二 **温和灸足三里穴** ························○

快速取穴： 用同侧手张开虎口围住髌骨外上缘，余4指向下，中指指尖所指处即为足三里穴，按压有酸胀感。

艾灸方法： 艾条温和灸足三里穴，每次15~20分钟，每日1次。常灸足三里穴可起到通经活络、疏风化湿、扶正祛邪的作用。

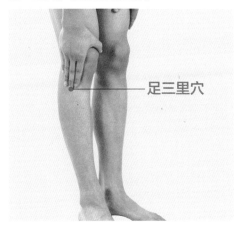

足三里穴

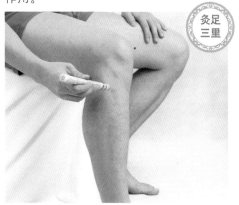

灸足三里

方法三 **温和灸阿是穴** ························○

快速取穴： 在踝关节周围用手指触摸，并轻轻按压，寻找触痛点，即为阿是穴。

艾灸方法： 用艾条温和灸阿是穴10分钟左右，直至局部温热。每天1次，症状改善后隔天1次。

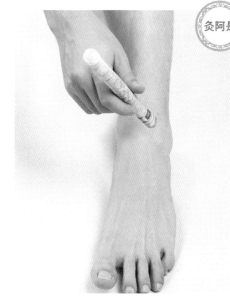

灸阿是

增效 疗法

肿胀明显患者，艾灸后应抬高伤肢休息，以利肿胀消退。若是踝关节扭伤，在新伤出血期，勿使用按摩、艾灸等手法治疗，应先冷敷患处2~3日，每日3~5次。骨折或严重脱位者，在恢复关节正常后，可酌情施本法艾灸。

第四章 艾灸祛除颈肩腰腿痛有奇效

足跟痛

中医学认为，发生足跟痛的内在因素是肾气亏虚，外因则是外伤、劳损或寒湿入侵经络。其主要症状是足跟下或足心部疼痛，足底紧张感，不能久行、久立，每遇劳累、寒湿痛剧，休息或得热后则舒适。治疗的关键在于驱寒除湿、疏经通络、调补肾气。

特效穴位：太溪穴、昆仑穴、肾俞穴

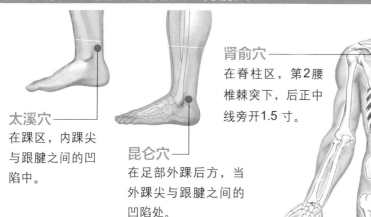

肾俞穴
在脊柱区，第2腰椎棘突下，后正中线旁开1.5寸。

太溪穴
在踝区，内踝尖与跟腱之间的凹陷中。

昆仑穴
在足部外踝后方，当外踝尖与跟腱之间的凹陷处。

方法一 温和灸太溪穴

快速取穴： 正坐或仰卧，内踝后缘与跟腱前缘的中间，与内踝尖平齐处即太溪穴。

艾灸方法： 用艾条温和灸患侧太溪穴15~20分钟，或用艾炷隔姜灸患侧太溪穴3~5壮。每天1次或早晚各1次。

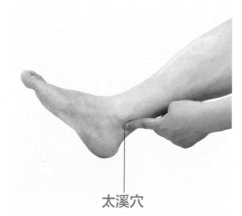

太溪穴

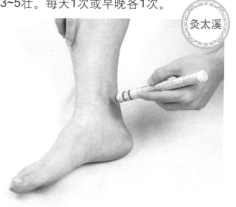

灸太溪

艾灸祛寒湿看这本就够

方法二 **温和灸昆仑穴** ⋯⋯⋯⋯⋯⋯⋯⋯⋯⋯⋯⋯⋯⋯⋯○

快速取穴： 垂足着地，外踝尖与跟腱之间的凹陷处即是昆仑穴。

艾灸方法： 用艾条温和灸患侧昆仑穴，每次15~20分钟。

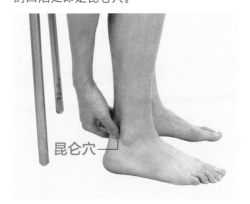

昆仑穴—

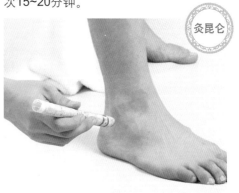

灸昆仑

方法三 **隔姜灸肾俞穴** ⋯⋯⋯⋯⋯⋯⋯⋯⋯⋯⋯⋯⋯⋯⋯○

快速取穴： 两髂前上棘最高点的水平连线与脊柱相交所在的椎体为第4腰椎，向上数2个椎体即为第2腰椎，在其下向左右两侧分别量取2指宽（食指、中指并拢）即为肾俞穴。

艾灸方法： 用艾炷隔姜灸或双眼温灸盒同时灸两侧肾俞穴15分钟。每天1次，症状改善后隔天1次。

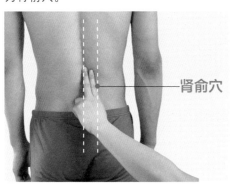

—肾俞穴

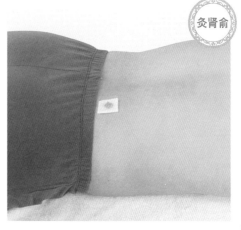

灸肾俞

增效疗法

祛风泡脚方

原料： 山姜茎叶适量，或野花椒枝叶适量，或番木瓜枝叶适量。

　用法： 以上原料煎汤后去渣，将药液混入温水倒入盆中，浸泡双脚，水量以淹没脚踝部为好，保持水温42℃~45℃，浸泡30分钟。时间不能太短，但亦不可遍身大汗淋漓，以防耗散正气。

　功效： 祛风通络，理气止痛。适用于风湿足痛麻木。

风湿性关节炎

中医认为风湿性关节炎多由素体虚弱，风寒湿邪等入肌肉关节筋脉，致气血闭阻、流通不畅而发。此病以肌肉、关节疼痛为主要表现，遇寒冷或天气变化则病情加重。艾灸的温热刺激可减轻炎症反应，有助于消除关节肿胀。

特效穴位：曲池穴、足三里穴

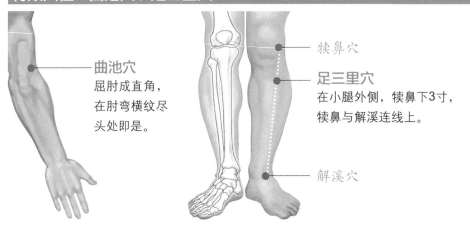

曲池穴
屈肘成直角，在肘弯横纹尽头处即是。

犊鼻穴

足三里穴
在小腿外侧，犊鼻下3寸，犊鼻与解溪连线上。

解溪穴

方法一 隔姜灸曲池穴

快速取穴： 屈肘90度，肘横纹外侧端外凹陷中即是曲池穴，按压有酸胀感。

艾灸方法： 用艾炷隔姜灸曲池穴，每次3~5壮，每日1次。

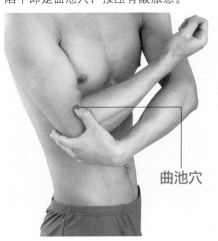

曲池穴

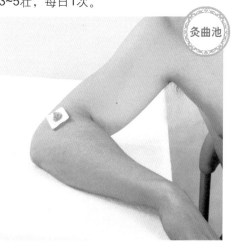

灸曲池

方法二 回旋灸足三里穴 ·············○

快速取穴：同侧手张开，虎口围住髌骨外上缘，余4指向下，中指指尖所指处即为足三里穴，按压有酸胀感。

艾灸方法：用艾条回旋灸足三里穴，每次10~15分钟，每日1次。

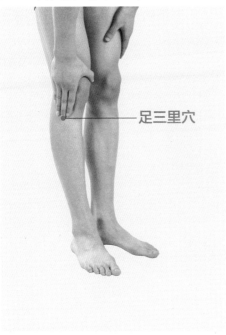

足三里穴

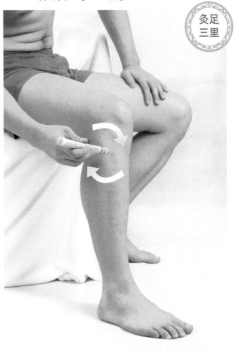

灸足三里

中医提示

风湿性关节炎患者平时应防止受寒、淋雨和受潮，关节处要注意保暖，不穿湿衣、湿鞋、湿袜等。

风湿活动期，要卧床休息，避免体力劳动，进食富含维生素、低脂、易消化的食物。

风湿活动控制后继续卧床3~4周，方可进行康复锻炼。可在医生指导下进行医疗行走、慢跑、登山等。

增效疗法

二藤鹳草酒

原料：海风藤、常春藤各15克，老鹳草20克，桑枝30克，五加皮10克。

做法：将上药捣碎，倒于750毫升白酒中，密封浸泡3~7日，每天摇晃1次，去渣即成。

用法：每晚饮10~20毫升。

功效：祛风湿，通经络。适用于风寒湿痹，关节疼痛，筋脉拘挛，手足麻木、沉重，活动不便等。

第四章 艾灸祛除颈肩腰腿痛有奇效

类风湿关节炎

类风湿关节炎属中医"痹证"范畴，由于风湿寒热等邪气痹阻经络，影响气血运行，从而导致肢体筋骨、关节、肌肉等处疼痛酸楚、麻木，关节屈伸不利，僵硬肿大，变形。艾灸可清热利湿、疏风通络、活血舒筋止疼。

特效穴位：大杼穴、曲池穴

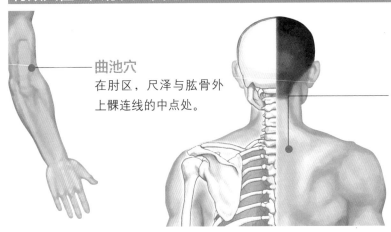

曲池穴
在肘区，尺泽与肱骨外上髁连线的中点处。

大杼穴
在背部，第1胸椎棘突下，后正中线旁开1.5寸。

方法一　回旋灸大杼穴

快速取穴： 低头屈颈，颈后有一个明显的高突（第7颈椎），向下推1个椎体，在其下缘向两侧量取2横指即是大杼穴。

艾灸方法： 用艾条回旋灸大杼穴，两侧穴位各10~15分钟，每日1次。也可用双眼艾灸盒同时灸双侧大杼穴。艾灸此穴能增强太阳经经气，缓解和治疗风湿疼痛。

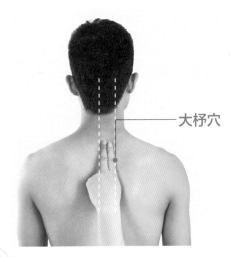

大杼穴

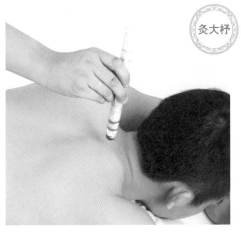

灸大杼

艾灸 祛寒湿看这本就够

方法二 温和灸曲池穴

快速取穴： 屈肘成直角，在肘横纹尽处即是曲池穴。

艾灸方法： 用艾条温和灸曲池穴，双臂两侧穴位交替灸10~15分钟，每日1次。此穴能活血止痛，缓解关节麻木疼痛。

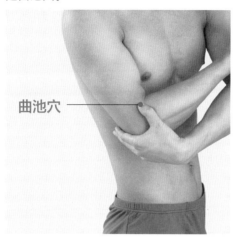

曲池穴

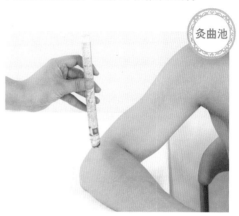

灸曲池

中医提示　类风湿关节炎急性发作时全身及局部症状明显，可卧床休息2~3周，睡硬板床。急性期过后，进行适当的体育锻炼。注意保暖，不住潮湿之地，保持室内干燥。

增效疗法

独活乌豆汤

原料： 独活9克，乌豆60克，米酒适量。

做法： 将独活、乌豆放入砂锅中，加750毫升水，小火煎至余500毫升，去渣取汁，兑入米酒。

用法： 每日分2次温服。

功效： 祛风胜湿，通络止痛。适用于风湿或类风湿关节炎所致腰膝疼痛、关节拘挛，或中风不遂。

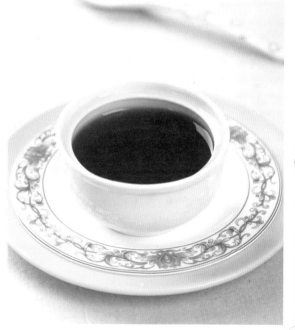

第四章 艾灸祛除颈肩腰腿痛有奇效

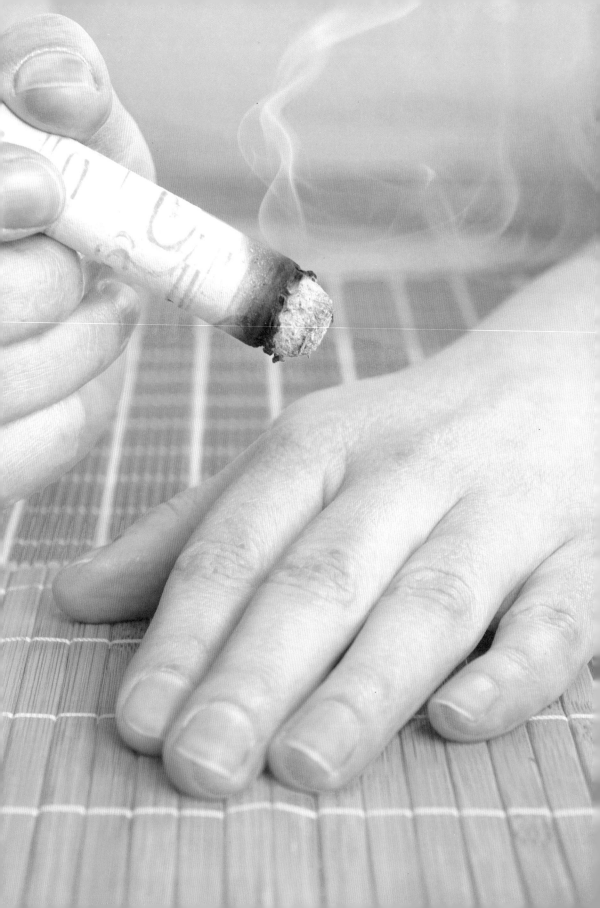

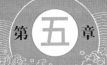

第五章

艾灸祛除中老年慢性病

慢性病往往发病隐秘，病程较长，治疗也是一个长期的过程。对于这类疾病，治疗的同时辅以艾灸是很有帮助的。慢性病患者由于长期病痛折磨，大都存在阳气不足的现象，艾灸能从根本上养护阳气，对疾病康复大有裨益。

延年益寿艾灸调理方

临床试验证明，针刺经络穴位可提高人体的细胞免疫功能，而艾灸可提高巨噬细胞的吞噬活性，在一定程度上起到防病、抗病、延年益寿的作用。

特效穴位：膻中穴、中脘穴、神阙穴、关元穴、足三里穴

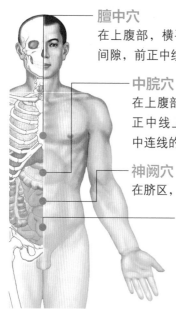

膻中穴
在上腹部，横平第4肋间隙，前正中线上。

中脘穴
在上腹部，脐中上4寸，前正中线上（剑胸结合与脐中连线的中点处）。

神阙穴
在脐区，脐中央。

关元穴
在下腹部，脐中下3寸，前正中线上。

犊鼻穴

足三里穴
在小腿外侧，犊鼻下3寸，犊鼻与解溪连线上。

解溪穴

方法一　隔姜灸胸腹特效穴 ·····································○

快速取穴：膻中穴在胸部前正中线上，两乳头之间连线的中点，平第4肋间隙。

中脘穴位于上腹部，肚脐（神阙穴）与胸剑结合（胸骨最低处）连线的中点处。

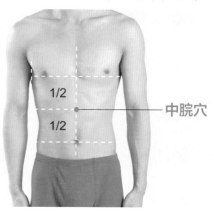

1/2　1/2 ——膻中穴

1/2
1/2 ——中脘穴

艾灸祛寒湿看这本就够

神阙穴在腹中部，肚脐中央。

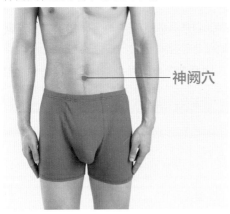

神阙穴

从肚脐向下量4横指宽（3寸）处即是关元穴。

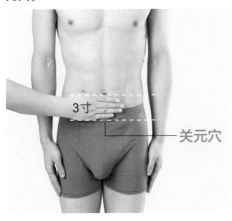

3寸

关元穴

艾灸方法：艾炷分别隔姜灸膻中穴、中脘穴、神阙穴、关元穴3~5壮，每天1次。

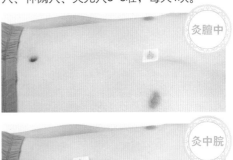

灸膻中

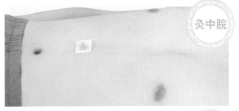

灸中脘

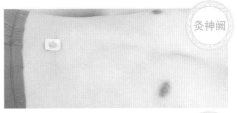

灸神阙

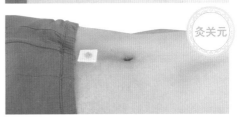

灸关元

方法二 **温和灸足三里穴**

快速取穴：用同侧手张开虎口围住髌骨外上缘，余4指向下，中指指尖所指处即为足三里穴，按压有酸胀感。

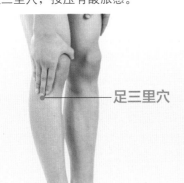

足三里穴

艾灸方法：艾条温和灸足三里穴，每次15~20分钟，每天1次。

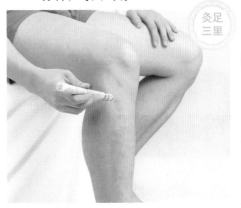

灸足三里

慢性支气管炎

慢性支气管炎属于中医"咳嗽""痰饮""喘证"等范畴，中医认为其发病与肺、脾、肾三脏功能失常有关。老年人体质下降，易反复发作、迁延不愈，可导致阻塞性肺气肿、肺心病等。若调养护理得当，可减少病情复发和加重。

特效穴位：大椎穴、定喘穴、肺俞穴、厥阴俞穴、心俞穴

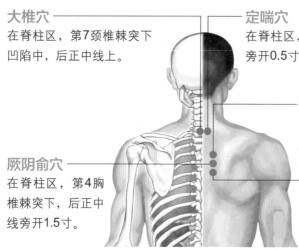

大椎穴
在脊柱区，第7颈椎棘突下凹陷中，后正中线上。

定喘穴
在脊柱区，第7颈椎棘突下，后正中线旁开0.5寸（大椎旁开0.5寸）。

肺俞穴
在脊柱区，第3胸椎棘突下，后正中线旁开1.5寸。

厥阴俞穴
在脊柱区，第4胸椎棘突下，后正中线旁开1.5寸。

心俞穴
在脊柱区，第5胸椎棘突下，后正中线旁开1.5寸。

方法 隔姜灸背部特效穴位

快速取穴：大椎穴位于后颈部下端，第7颈椎棘突下凹陷处。若棘突突起不太明显，可活动颈部，不动的骨节为第1胸椎，其上一椎体即为第7颈椎。

大椎穴分别向两侧旁开0.5寸（半横指）处即定喘穴。

由颈背交界处椎骨的最高点（第7颈椎）向下数3个椎体（第3胸椎），在其下向左右两侧分别量取2指宽（食指、中指并拢）即为肺俞穴。

肺俞穴下一个胸椎棘突下凹陷处即为厥阴俞穴。

厥阴俞穴下一个胸椎棘突下凹陷处即为心俞穴。

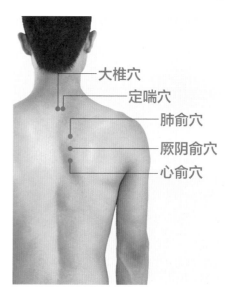

大椎穴
定喘穴
肺俞穴
厥阴俞穴
心俞穴

艾灸方法： 艾炷隔姜灸各穴3~7壮，至局部发热为度，隔天1次，5次为1疗程。

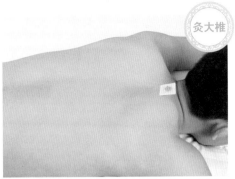

灸大椎

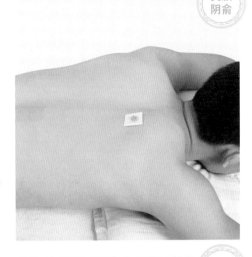

灸厥阴俞

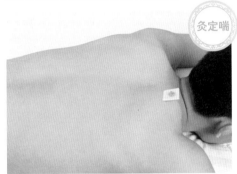

灸定喘

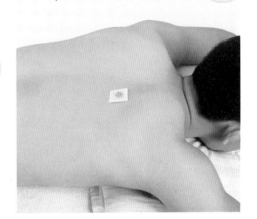

灸心俞

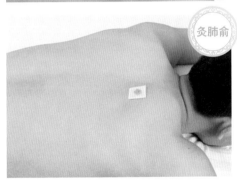

灸肺俞

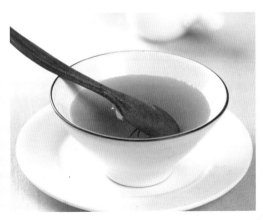

增效疗法

止咳饮

　　原料： 莱菔子10克，白菜根3个，冰糖30克。

　　做法： 将以上原料放锅中，加750毫升水，小火煎煮至余500毫升取汁。

　　用法： 温服，每日1剂。

　　功效： 治慢性气管炎咳嗽气促。

第五章　艾灸祛除中老年慢性病

133

肺心病

由于肺或肺部血管病变使心脏负担增加所引起的心脏病，叫作肺源性心脏病，简称"肺心病"。外感和内伤均可引起，寒冷地区发病尤多，老年人易患本病。肺心病严重时将发生呼吸衰竭和心力衰竭。

特效穴位：肺俞穴、膏肓穴、肾俞穴

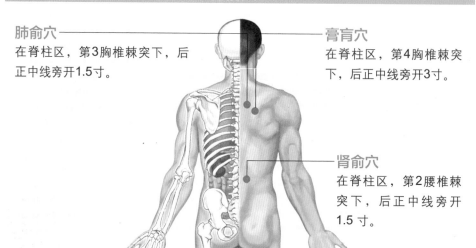

肺俞穴
在脊柱区，第3胸椎棘突下，后正中线旁开1.5寸。

膏肓穴
在脊柱区，第4胸椎棘突下，后正中线旁开3寸。

肾俞穴
在脊柱区，第2腰椎棘突下，后正中线旁开1.5寸。

方法 隔姜灸肺俞穴、膏肓穴、肾俞穴 ·····

快速取穴： 由颈背交界处椎骨的最高点（第7颈椎）向下数3个椎体（第3胸椎），在其下向左右两侧分别量取2指宽（食指、中指并拢）即为肺俞穴。

第3胸椎向下数1个椎体（第4胸椎），在其下向左右两侧分别量取4指宽（除拇指外）即为膏肓穴。

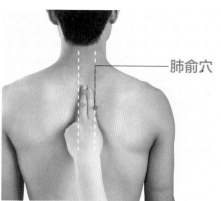

肺俞穴

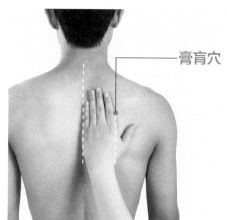

膏肓穴

两髂前上棘最高点的水平连线与脊柱相交所在的椎体为第4腰椎，向上数2个椎体（第2腰椎），在其下向左右两侧分别量取2指宽（食指、中指并拢）即为肾俞穴。

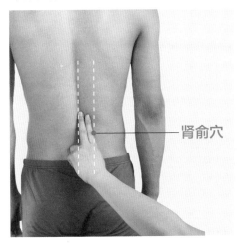

肾俞穴

艾灸方法：艾炷隔姜灸肺俞穴、膏肓穴、肾俞穴各3~7壮，至局部发热为止。两侧穴位同时灸，3~5天1次，8次为1疗程。

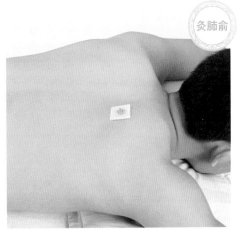

灸肺俞

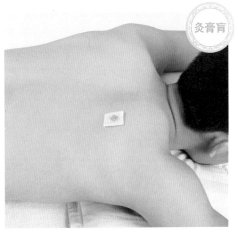

灸膏肓

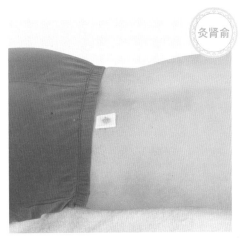

灸肾俞

增效疗法

腹式呼吸

肺心病患者平时应适当锻炼身体，以增强抵抗力。可坚持做腹式呼吸，即吸气时腹壁鼓起，膈肌下降，深吸气；呼气时腹壁瘪下去，膈肌上升，细呼气。呼气的时间要比吸气时间长，避免过分用力和闭气。每次练习5分钟，逐渐增加到10~15分钟，每天早晚各练习1次。

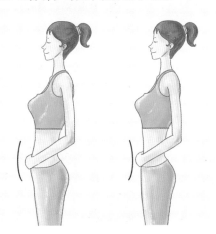

第五章　艾灸祛除中老年慢性病

哮喘

风寒哮喘

风寒外袭导致的哮喘，症见咳嗽、咯吐稀痰、形寒无汗、头痛口不渴、苔薄白等。治疗当以祛邪利肺为原则，可酌用灸法。

特效穴位：膻中穴、列缺穴、肺俞穴、风门穴

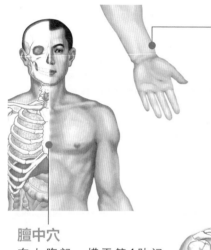

列缺穴
在前臂腕掌侧远端横纹上1.5寸，拇短伸肌腱与拇长展肌腱之间，拇长展肌腱沟的凹陷中。

风门穴
在脊柱区，第2胸椎棘突下，后正中线旁开1.5寸。

肺俞穴
在脊柱区，第3胸椎棘突下，后正中线旁开1.5寸。

膻中穴
在上腹部，横平第4肋间隙，前正中线上。

方法一 隔姜灸膻中穴

快速取穴： 在胸部前正中线上，两乳头之间连线的中点，平第4肋间隙。

艾灸方法： 艾炷隔姜灸膻中穴3~5壮，每天1次。

1/2 1/2 ——膻中穴

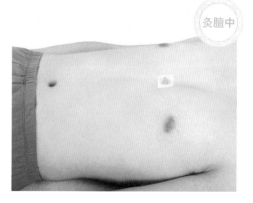

灸膻中

艾灸
祛寒湿看这本就够

方法二 温和灸列缺穴 ·····················○

快速取穴： 自己左右两手虎口交叉，一手食指压在另一手的桡骨茎突上，在食指尖到达之处即列缺穴。

艾灸方法： 艾条温和灸列缺穴5~10分钟，或艾炷灸3~5壮，每天1次。

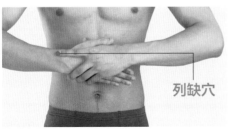

列缺穴

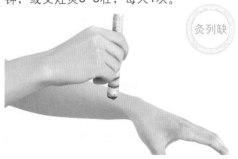

灸列缺

方法三 隔姜灸肺俞穴、风门穴 ·····················○

快速取穴： 由颈背交界处椎骨的最高点（第7颈椎）向下数3个椎骨（第3胸椎），在其下向左右两侧分别量取2指宽（食指、中指并拢）即为肺俞穴。

肺俞穴直上1个椎体处即为风门穴。

艾灸方法： 艾炷隔姜灸肺俞穴、风门穴各5~7壮，两侧穴位同时灸，每天1次。

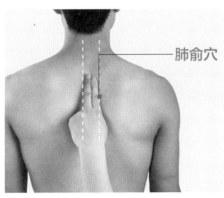

肺俞穴

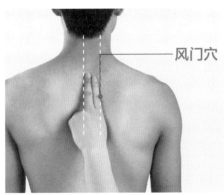

风门穴

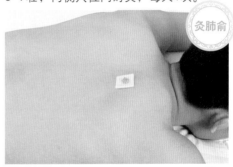

灸肺俞

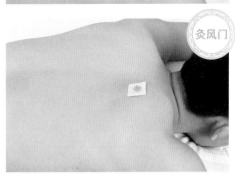

灸风门

中医提示

痰热哮喘不宜灸，其症状多见咯痰黏腻色黄、咯痰不爽、胸中烦满、咳引胸痛，或见身热口渴、大便秘结、苔黄腻。

第五章 艾灸祛除中老年慢性病

体虚哮喘

体虚哮喘由病久肺气不足所致，症见气息短促、语言无力、动则汗出、舌质淡或微红。如喘促日久，以致肾虚不能纳气，则神疲气不得续，动则喘息、汗出、肢冷。治疗以调补肺肾之气为主，可酌情用灸。

特效穴位：肺俞穴、膏肓穴、太渊穴

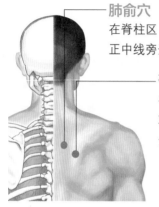

肺俞穴
在脊柱区，第3胸椎棘突下，后正中线旁开1.5寸。

膏肓穴
在脊柱区，第4胸椎棘突下，后正中线旁开3寸。

太渊穴
在腕前区，桡骨茎突与舟状骨之间，拇长展肌腱尺侧凹陷中（在腕掌侧远端横纹桡侧，桡动脉搏动处）。

方法一 隔姜灸肺俞穴、膏肓穴

快速取穴： 由颈背交界处椎骨的最高点（第7颈椎）向下数3个椎体（第3胸椎），在其下向左右两侧分别量取2指宽（食指、中指并拢）即为肺俞穴。

第3胸椎向下数1个椎体（第4胸椎），在其下向左右两侧分别量取4指宽（除拇指外）即为膏肓穴。

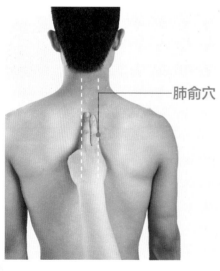

肺俞穴

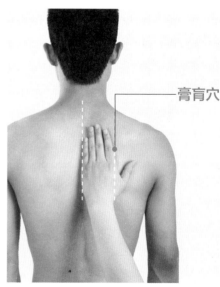

膏肓穴

艾灸
祛寒湿看这本就够

艾灸方法：艾炷隔姜灸肺俞穴、膏肓穴各5~7壮，可两侧穴位同时灸，每天1次。

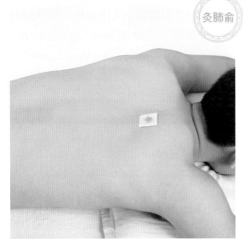

灸肺俞

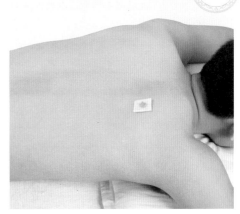

灸膏肓

方法二 温和灸太渊穴

快速取穴：伸臂侧掌，在腕横纹桡侧轻触桡动脉，从感觉到搏动处稍往桡侧移动至凹陷处即太渊穴。

艾灸方法：艾条温和灸5~10分钟，或艾炷无瘢痕灸1~3壮。

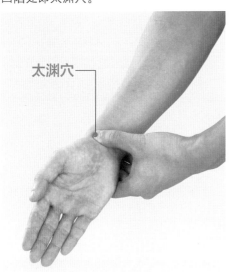

太渊穴

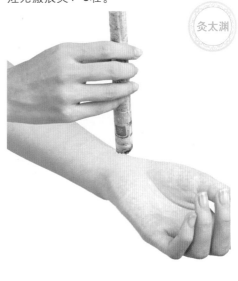

灸太渊

中医提示

哮喘伴有支气管炎者，应在哮喘发作缓解后，积极治疗支气管炎。发作严重或持续不解者，应配合药物治疗。

哮喘须注意预防。天气转冷及时添衣；过敏体质应注意避免接触致敏原。

第五章 艾灸祛除中老年慢性病

糖尿病

糖尿病中医称为消渴，以多饮、多食、多尿及消瘦为特征。其病变的脏腑主要在肺、胃（脾）、肾，尤以肾为关键。在治疗上，以清热润燥、养阴生津为基本原则。艾灸对糖尿病患者控制血糖有良好效果。

特效穴位：脾俞穴、足三里穴、关元穴

关元穴
在下腹部，脐中下3寸，前正中线上。

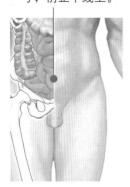

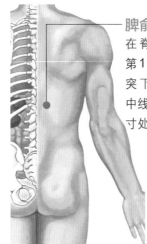

脾俞穴
在脊柱区，第11胸椎棘突下，后正中线旁开1.5寸处。

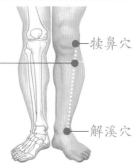

犊鼻穴

解溪穴

足三里穴
在小腿外侧，犊鼻下3寸，犊鼻与解溪连线上。

方法一 回旋灸脾俞穴

快速取穴： 坐位，两肩胛骨下角水平线与脊柱相交所在的椎体为第7胸椎，向下数4个椎体（第11胸椎），向两侧分别量取2横指（食指、中指并拢）即为脾俞穴。

艾灸方法： 用艾条回旋灸脾俞穴5~10分钟，或者用艾灸罐灸20~30分钟，长期坚持。

灸脾俞

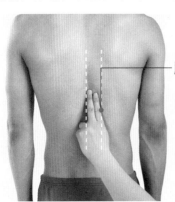

脾俞穴

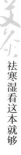

艾灸 祛寒湿看这本就够

方法二 温和灸足三里穴 ··○

快速取穴：屈膝，用同侧手张开虎口围住髌骨外上缘，余4指向下，中指指尖所指处即为足三里穴（注：在胫骨前肌上取穴）

艾灸方法：用艾条温和灸两腿足三里穴各10~15分钟，长期坚持。

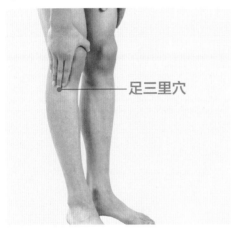
足三里穴

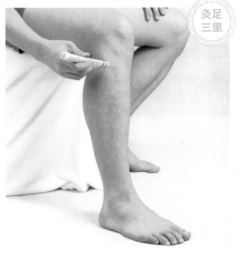
灸足三里

方法三 温和灸关元穴 ··○

快速取穴：从肚脐向下量约4横指宽（除拇指外）处即关元穴。

艾灸方法：用艾条温和灸，或用艾灸盒灸关元穴10~15分钟，隔天1次。

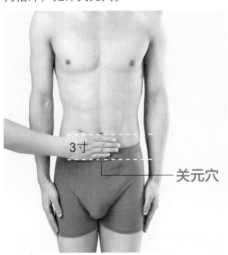
3寸
关元穴

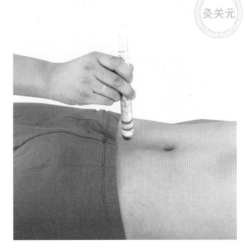
灸关元

中医提示 糖尿病患者的艾灸时间应比一般人要短，皮肤稍发红就应停止。糖尿病患者本身触觉较差，最好是家人操作，以免烫伤。如果已经出现糖尿病足或其他皮肤破损，则不宜进行艾灸。

第五章 艾灸祛除中老年慢性病

高血压病

中医治疗高血压大致可分为虚证和实证。实证高血压比较多的是肝阳上亢型，常见伴随症状有头痛、面红、头晕；虚证高血压患者，一般伴有严重的眩晕。对于肝肾阴虚造成的血压升高，艾灸有温经活血、平衡阴阳的作用，能改善大脑血液循环，使微血管扩张，从而使血压降低。

特效穴位：大椎穴、涌泉穴、太冲穴

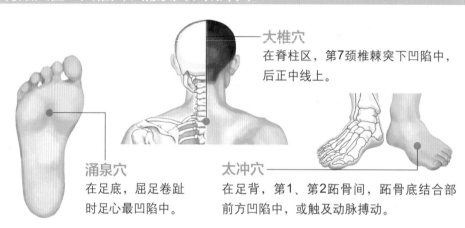

大椎穴
在脊柱区，第7颈椎棘突下凹陷中，后正中线上。

涌泉穴
在足底，屈足卷趾时足心最凹陷中。

太冲穴
在足背，第1、第2跖骨间，跖骨底结合部前方凹陷中，或触及动脉搏动。

方法一 温和灸大椎穴

快速取穴： 正坐低头，该穴位于后颈部下端，第7颈椎棘突（颈部最高的骨性隆起）下凹陷处。若棘突突起不太明显，可活动颈部，不动的骨节为第1胸椎，其上凹陷处即为大椎穴。

艾灸方法： 用艾条温和灸大椎穴15分钟，每天2次，15天为1个疗程。灸后要注意局部保暖，最好穿带领的衣服。

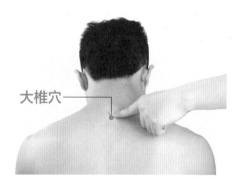

大椎穴

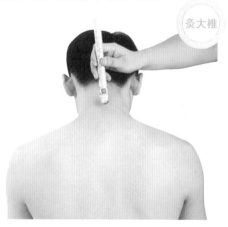

灸大椎

艾灸 祛寒湿看这本就够

方法二 温和灸涌泉穴 ·············○

快速取穴： 坐位，卷足，在足底掌心前面正中凹陷处的前方，可见脚底肌肉组成的"人"字纹路，涌泉穴就位于"人"字纹交叉部分。身体不适时，按压此穴会有疼痛感。

艾灸方法： 艾条温和灸涌泉穴15~20分钟，以局部湿热潮红为度。两侧穴位轮流进行，每日1次。阴阳平衡后血压自然就回归正常了。

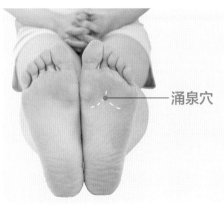

涌泉穴

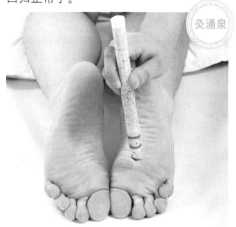

灸涌泉

方法三 温和灸太冲穴 ·············○

快速取穴： 从第1、第2跖骨间，向后推移至底部的凹陷中即为太冲穴。

艾灸方法： 艾条温和灸太冲穴10~15分钟，每天1次。

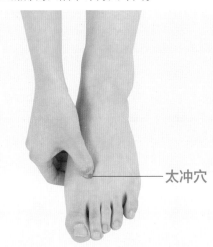

太冲穴

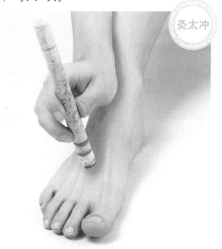

灸太冲

中医提示　对不同证型的高血压，艾灸穴位有所区别，最好请专业医生诊疗，勿自行尝试。实证的高血压患者要慎用艾灸降压。

第五章　艾灸祛除中老年慢性病

心律失常

老年人心律失常多见窦性心律失常、过早搏动、阵发性心动过速、病态窦房结综合征等，严重者可致心衰、休克或猝死。心律失常属于中医的"心悸"，多由气血不足、心血瘀阻、阴虚火旺、心阳不振等导致。积极调护是防治本病的重点。

特效穴位：内关穴、巨阙穴、神门穴

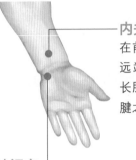

内关穴
在前臂前区，腕掌侧远端横纹上2寸，掌长肌腱与桡侧腕屈肌腱之间。

巨阙穴
在上腹部，脐中上6寸，前正中线上。

神门穴
在腕前区，腕掌侧远端横纹尺侧端，尺侧屈腕肌腱的桡侧缘（于豌豆骨上缘桡侧凹陷中，在腕掌侧远端横纹上取穴）。

方法一　隔姜灸内关穴

快速取穴：握拳，手外展，微屈腕，显现两条肌腱。从腕横纹向上量约3横指，两条肌腱之间的凹陷中即为内关穴。

艾灸方法：艾炷隔姜灸两手内关穴5~7壮，或艾条温和灸15~20分钟，每日1次。

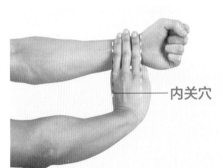

内关穴

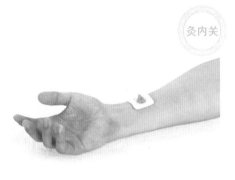

灸内关

艾灸祛寒湿看这本就够

方法二 **温和灸巨阙穴** ··· ○

快速取穴： 在上腹部，前正中线上，将胸剑结合点与神阙连线4等分，在连线的上1/4与下3/4交点处即为巨阙穴。

艾灸方法： 艾条温和灸巨阙穴15~20分钟，每天1次。

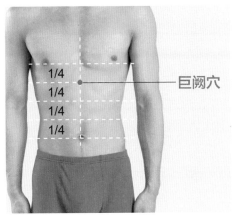

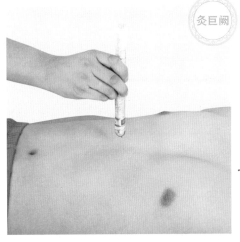

灸巨阙

方法三 **温和灸神门穴** ··· ○

快速取穴： 仰掌，在腕骨后缘，尺侧腕屈肌腱的桡侧，在掌后第1横纹上，即神门穴。

艾灸方法： 艾条温和灸神门穴5~15分钟，每天1次，两侧穴位皆要灸。

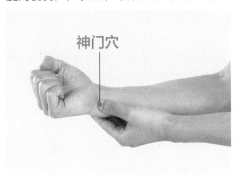

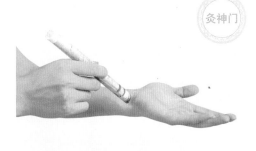

灸神门

增效疗法 **按揉疼痛敏感点**

取疼痛敏感点按揉，并配合揉按内关、合谷、心俞等穴，直到心动过速缓解。将绿豆用胶布贴压在敏感点。每日按揉2次，每次2~3分钟，也可调节心律。

合欢交藤饮

原料： 合欢皮12克，夜交藤18克。

做法： 将以上原料放锅中，加500毫升水，小火煎煮至余一半药液。

用法： 温服，每日1剂。

功效： 用于心律失常伴失眠者。

冠心病

冠心病是由于某些因素导致冠状动脉粥样硬化，冠状动脉循环障碍，使心肌缺血、缺氧而引起的心脏病。中医认为与七情内伤，气滞血瘀；胸阳不振，阴寒凝滞；或饮食不节，痰浊内生，闭阻脉络有关。此病发展到一定程度，可引起心力衰竭等，甚或猝死。正确的调养可起到积极防治作用。

特效穴位：内关穴、膻中穴、心俞穴

膻中穴
在上腹部，横平第4肋间隙，前正中线上。

心俞穴
在脊柱区，第5胸椎棘突下，后正中线旁开1.5寸。

内关穴
在前臂前区，腕掌侧远端横纹上2寸，掌长肌腱与桡侧腕屈肌腱之间。

方法一 无瘢痕灸内关穴

快速取穴： 握拳，手外展，微屈腕，显现两条肌腱。从腕横纹向上量约3横指，两条肌腱之间的凹陷中即为内关穴。

艾灸方法： 艾炷无瘢痕灸两手内关穴4~7壮，每日1次。

灸内关

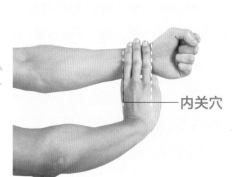

内关穴

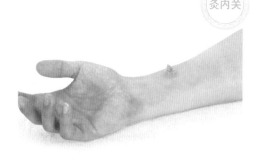

艾灸 祛寒湿看这本就够

方法二 无瘢痕灸膻中穴

快速取穴： 位于胸部前正中线上，两乳头之间连线的中点，平第4肋间隙。

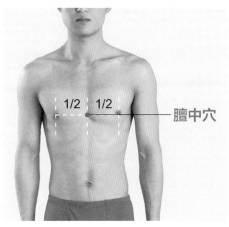

艾灸方法： 艾炷无瘢痕灸膻中穴4~7壮，每日1次。

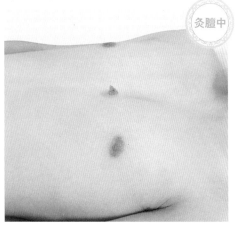

灸膻中

膻中穴

方法三 无瘢痕灸心俞穴

快速取穴： 由项背交界处椎骨的最高点（第7颈椎）向下数5个椎体（第5胸椎），在其下向左右两侧分别量取2指宽（食指、中指并拢）即为心俞穴。

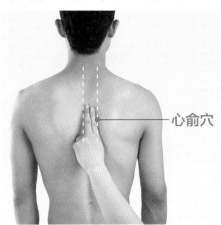

艾灸方法： 艾炷无瘢痕灸两侧心俞穴4~7壮，每日1次。

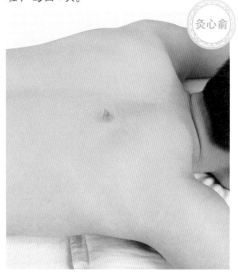

灸心俞

心俞穴

增效疗法　冠心病患者要注意饮食起居的规律性，合理安排生活和工作，劳逸结合，不宜过度劳累紧张，避免情绪激动，避免感受风寒。饮食勿过饱，防止便秘，控制肥胖。随身携带药物，以备发病时急用。

动脉粥样硬化

动脉粥样硬化是指动脉发生了非炎症性、退行性和增生性的病变，导致管壁增厚变硬，失去弹性和管腔缩小。中医认为，痰浊瘀血互相搏结于脉络，脉络痹阻不通，是造成动脉粥样硬化的主要原因。艾灸能调节体内脂质代谢、抑制血小板聚集及血管痉挛，阻止动脉粥样硬化的发生，并对其引发的冠心病、脑血管疾病等有一定的防治作用。

特效穴位：气海穴、关元穴、风府穴、足三里穴、三阴交穴、内关穴、百会穴

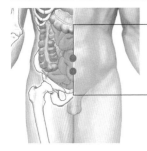

气海穴
在下腹部，脐中下1.5寸，前正中线上。

关元穴
在下腹部，脐中下3寸，前正中线上。

风府穴
在颈后区，枕外隆凸直下，两侧斜方肌之间凹陷中。

三阴交穴
在小腿内侧，内踝尖上3寸，胫骨内侧缘后际。

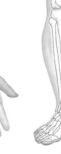

犊鼻穴

足三里穴
在小腿外侧，犊鼻下3寸，犊鼻与解溪连线上。

内关穴
在前臂前区，腕掌侧远端横纹上2寸，掌长肌腱与桡侧腕屈肌腱之间。

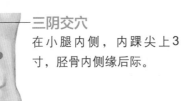

解溪穴

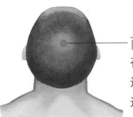

百会穴
在头部，前发际正中直上5寸（在前、后发际正中连线的中点向前1寸凹陷中。或折耳，两耳尖向上连线的中点。）。

艾灸祛寒湿看这本就够

快速取穴：仰卧，从肚脐向下约2指宽（食指、中指并拢）处即为气海穴。

从肚脐向下约4横指宽（除拇指外）处，即为关元穴。

正坐，头稍仰，使项部斜方肌松弛，从项后发际正中上推至枕骨而止即为风府穴。

正坐，两耳尖连线中点与眉间的中心线交会处的凹陷处即为百会穴。

用同侧手张开虎口围住髌骨外上缘，余4指向下，中指指尖所指处即为足三里穴。

侧坐垂足，手4指并拢，小指下边缘紧靠内踝尖上，食指上缘所在的水平线与胫骨后缘的交点处即为三阴交穴。

握拳，手外展，微屈腕，显现两条肌腱。从腕横纹向上量约3横指，两条肌腱之间的凹陷中即为内关穴。

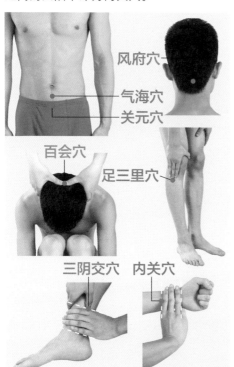

风府穴
气海穴
关元穴
百会穴
足三里穴
三阴交穴　内关穴

艾灸方法：艾条雀啄灸各特效穴位，每穴各10分钟，以皮肤微红为度。每日1次，10次为1疗程。孕妇慎灸气海穴。

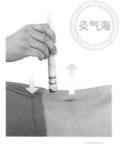
灸气海

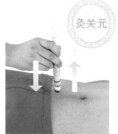
灸关元

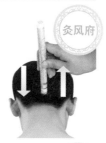
灸风府

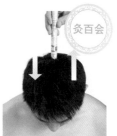
灸百会

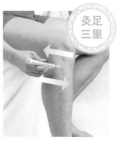
灸足三里

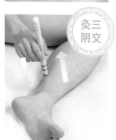
灸三阴交

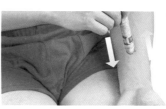
灸内关

增效疗法

槐花山楂茶

原料：槐花10克，山楂10克。

做法：水煎代茶饮。

用法：每日1剂。

功效：破血散瘀，降脂降压。

中风

中风多由肝阳偏亢、气血上逆所致，以突然昏仆、不省人事或口眼㖞斜、半身不遂、语言不利为主症。灸疗可以促进全身的新陈代谢，增强免疫功能，对中风患者全身机能的恢复有良好的促进作用。

特效穴位：关元穴、神阙穴、手三里穴、足三里穴

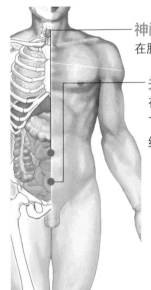

神阙穴
在脐区，脐中央。

关元穴
在下腹部，脐中下3寸，前正中线上。

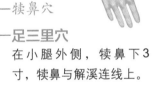

手三里穴
在前臂背面桡侧，当阳溪与曲池连线上，肘横纹下2寸。

犊鼻穴

足三里穴
在小腿外侧，犊鼻下3寸，犊鼻与解溪连线上。

解溪穴

方法一 **无瘢痕灸关元穴** ·································○

快速取穴： 仰卧位，从肚脐向下量3寸处（4横指宽）即为关元穴。

艾灸方法： 艾炷无瘢痕灸关元穴3~5壮，使局部皮肤充血起红晕为度。

灸关元

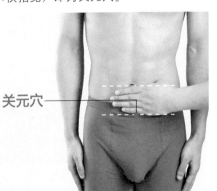

关元穴

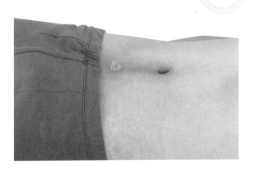

关元祛寒湿看这本就够

方法二 隔盐灸神阙穴 ⋯⋯⋯⋯⋯⋯⋯⋯⋯⋯⋯⋯⋯○

快速取穴：仰卧位，神阙穴在腹中部，肚脐中央。

艾灸方法：用艾炷隔盐灸神阙穴3~5壮，温灸至局部温热舒适，每日1次，至证候改善为止。

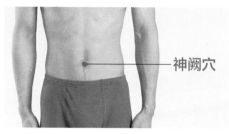

神阙穴

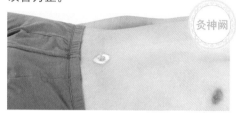

灸神阙

方法三 温和灸手三里穴 ⋯⋯⋯⋯⋯⋯⋯⋯⋯○

快速取穴：屈肘成直角，肘弯横纹尽头处为曲池穴，从曲池穴向下量取3横指，按压有酸痛感处为手三里穴。

艾灸方法：用艾条温和灸手三里穴，双臂穴位交替灸。每次每侧各灸10~15分钟，每日1次。症状缓解后隔日1次，每月10次。

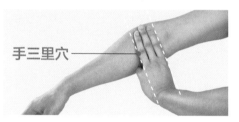

手三里穴

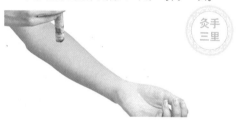

灸手三里

方法四 温和灸足三里穴 ⋯⋯⋯⋯⋯⋯⋯⋯○

快速取穴：用同侧手张开虎口围住髌骨外上缘，余4指向下，中指指尖所指处即为足三里穴，按压有酸胀感。

艾灸方法：用艾条温和灸足三里穴，两侧穴位交替灸。每次每侧各灸10~15分钟，每日1次。症状缓解后隔日1次，每月10次。

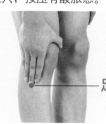

足三里穴

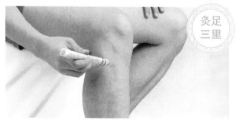

灸足三里

中医提示

中风包括脑出血、脑血栓形成、脑栓塞等脑血管意外疾病。脑血管意外急性期应采取综合治疗措施。

凡年高形盛气虚，或肝阳上亢，自觉头晕、指麻者，应注意饮食起居，可经常艾灸风市、足三里等穴作为预防措施。中风后要坚持进行瘫痪肢体的功能锻炼，并配合推拿理疗。

第五章 艾灸祛除中老年慢性病

胃下垂

胃下垂并不是一种疾病名称，而是西医胃部钡餐透视检查后下的诊断用语。表现为吃一点就觉得饱了，再吃就会出现胃胀、胃痛等胃部不适的症状。干瘦的人容易出现胃下垂。艾灸可起到健脾、益气、升提等作用，对胃下垂有一定的辅助治疗效果。

特效穴位：足三里穴、关元穴、中脘穴、脾俞穴、胃俞穴

中脘穴
在上腹部，脐中上4寸，前正中线上。

犊鼻穴

足三里穴
在小腿外侧，犊鼻下3寸，犊鼻与解溪连线上。

解溪穴

脾俞穴
在脊柱区，第11胸椎棘突下，后正中线旁开1.5寸。

胃俞穴
在脊柱区，第12胸椎棘突下，后正中线旁开1.5寸。

关元穴
在下腹部，脐中下3寸，前正中线上。

方法 无瘢痕灸各特效穴位 ⋯⋯⋯⋯⋯⋯⋯○

快速取穴： 用同侧手张开虎口围住髌骨外上缘，余4指向下，中指尖所指处即为足三里穴。

从肚脐向下约4横指宽（除拇指外）处即为关元穴。

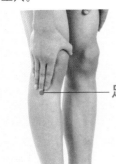

足三里穴

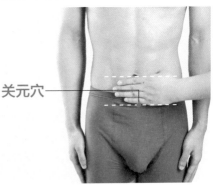

关元穴

上腹部，肚脐（神阙穴）与剑胸结合连线的中点处即为中脘穴。

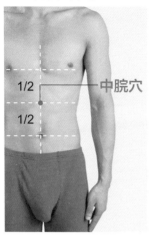

两肩胛骨下角水平线与脊柱相交所在的椎体为第7胸椎，向下数4个椎体（第11胸椎），在其下向左右两侧分别量取2指宽（食指、中指并拢）处即为脾俞穴。

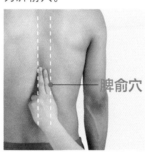

脾俞穴下1个椎体的位置即为胃俞穴。

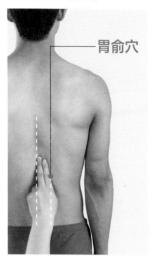

艾灸方法： 每次选2~4穴，用艾炷无瘢痕灸，每穴灸5~10壮，每日2次，10次为1疗程。灸后可用右手托胃下极，用力缓缓向上推移，反复数次。

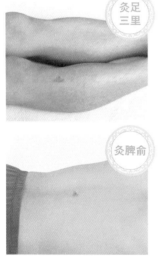

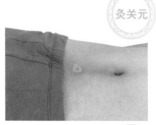

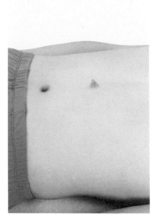

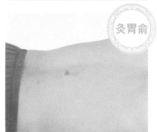

增效疗法

胃下垂患者宜少食多餐，以减轻胃的负担。高热量、高蛋白、高脂肪食物可适当多于蔬菜水果，以增加腹部脂肪积累而上托胃体。

忌暴饮暴食和吃不易消化、体积大的食物，以避免加重病情，影响疗效。

宜常做俯卧撑和仰卧起坐。俯卧撑和仰卧起坐均能增加腹肌和韧带的力量，同时，腹肌收缩，可刺激胃蠕动，以恢复胃的生理功能。

第五章 艾灸祛除中老年慢性病

慢性胃炎

慢性胃炎发病率位居各种胃病之首，是中老年常见疾病之一，也有年轻化的趋势。中医将慢性胃炎分脾胃虚寒、湿热中阻、肝胃不和、胃阴不足等证型。脾胃虚寒导致的慢性胃炎，表现为胃脘隐痛、喜温喜按、便溏肢冷。治疗宜温脾散寒止痛，艾灸中脘穴、足三里穴、神阙穴疗效显著。

特效穴位：中脘穴、足三里穴、神阙穴

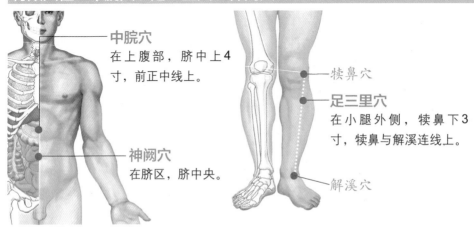

中脘穴
在上腹部，脐中上4寸，前正中线上。

神阙穴
在脐区，脐中央。

犊鼻穴

足三里穴
在小腿外侧，犊鼻下3寸，犊鼻与解溪连线上。

解溪穴

方法一　隔姜灸中脘穴

快速取穴： 中脘穴位于上腹部，肚脐（神阙穴）与剑胸结合连线的中点处。

艾灸方法： 艾炷隔姜灸中脘穴3~5壮，每天1次，至证候改善为止。

灸中脘

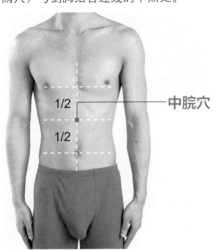

1/2

中脘穴

1/2

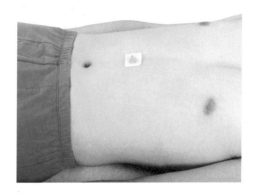

艾灸 祛寒湿看这本就够

方法二　温和灸足三里穴

快速取穴： 用同侧手张开虎口围住髌骨外上缘，余4指向下，中指指尖所指处即为足三里穴，按压有酸胀感。

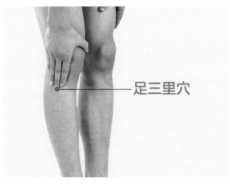

足三里穴

艾灸方法： 艾条温和灸足三里穴，每次15~20分钟，每天1次，可常灸。

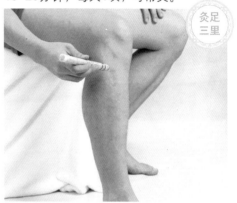

灸足三里

方法三　隔姜灸神阙穴

快速取穴： 神阙穴在腹中部，肚脐中央。

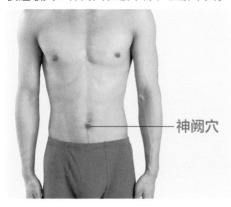

神阙穴

艾灸方法： 用艾炷隔姜灸神阙穴3~5壮，温灸至局部温热舒适。每天1次，至证候改善为止。

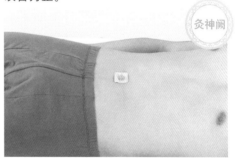

灸神阙

增效疗法

黄芪建中汤

原料： 蜜黄芪15克，白芍12克，桂枝、炙甘草、干姜、广木香各6克，大枣5枚，饴糖30克。

做法： 将以上原料放砂锅中，加500毫升水，小火煎煮至余一半药液，去渣取汁。再加水煎煮，将2次药汁合并。

用法： 每日1剂，早晚2次温服。

功效： 辛温散寒，健脾养胃。

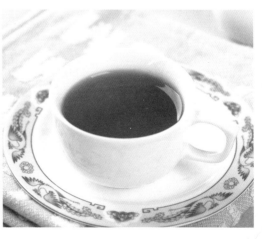

第五章　艾灸祛除中老年慢性病

155

慢性肠炎

　　慢性肠炎多由脾肾虚弱所致，脾虚则面色萎黄、神疲肢软、食欲差、喜暖畏寒、便溏；肾虚则每日黎明前，腹微痛、痛即欲便，或腹鸣而不痛，腹部与下肢畏寒。治疗以健脾胃与温肾阳为主，可多用艾灸。

特效穴位：脾俞穴、足三里穴

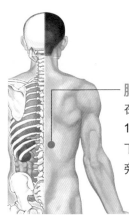

脾俞穴
在脊柱区，第11胸椎棘突下，后正中线旁开1.5寸。

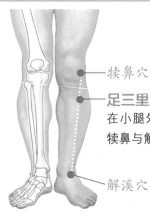

犊鼻穴

足三里穴
在小腿外侧，犊鼻下3寸，犊鼻与解溪连线上。

解溪穴

方法一　隔姜灸脾俞穴

快速取穴：两肩胛骨下角水平线与脊柱相交所在的椎体为第7胸椎，向下数4个椎体（第11胸椎），在其下向左右两侧分别量取2指宽（食指、中指并拢）即为脾俞穴。

艾灸方法：艾炷隔姜灸5~7壮，慢性肠炎每天1次，一般10次为1个疗程，或直到病愈为止。

灸脾俞

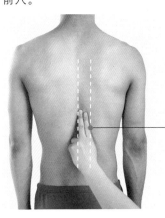

脾俞穴

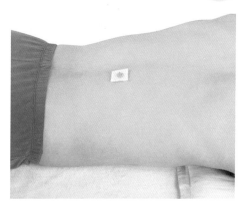

艾灸祛寒湿看这本就够

方法二 温和灸足三里穴 ⋯⋯⋯⋯⋯⋯⋯⋯⋯⋯⋯⋯⋯⋯⋯⋯⋯⋯⋯○

快速取穴： 用同侧手张开虎口围住髌骨外上缘，余4指向下，中指指尖所指处即为足三里穴，按压有酸胀感。

艾灸方法： 艾条温和灸足三里穴，每次15~20分钟，每天1次，可常灸。

灸足三里

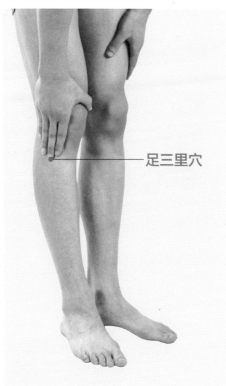

足三里穴

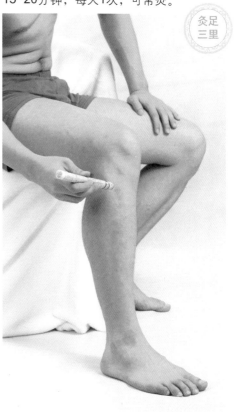

中医提示

慢性肠炎肾虚者可加灸命门穴、关元穴。

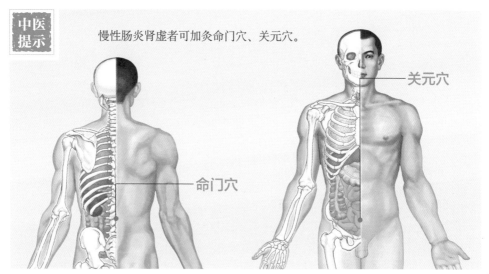

关元穴

命门穴

胃、十二指肠溃疡

胃、十二指肠发生的慢性溃疡又称消化性溃疡，其特点为慢性、周期性和节律性上腹痛。可为隐痛、钝痛、饥饿样痛、胀痛、烧灼样痛，长期反复发作，其疼痛与精神紧张、饮食不当、季节变化等有关。艾灸相关穴位对改善症状有较好的作用。

特效穴位：中脘穴、天枢穴、足三里穴、内关穴

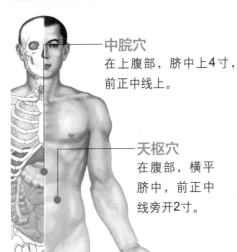

中脘穴
在上腹部，脐中上4寸，前正中线上。

天枢穴
在腹部，横平脐中，前正中线旁开2寸。

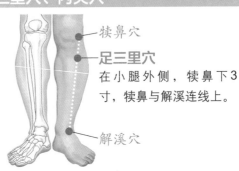

犊鼻穴

足三里穴
在小腿外侧，犊鼻下3寸，犊鼻与解溪连线上。

解溪穴

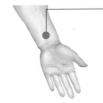

内关穴
在前臂前区，腕掌侧远端横纹上2寸，掌长肌腱与桡侧腕屈肌腱之间。

方法一 温和灸中脘穴、天枢穴

快速取穴： 中脘穴位于上腹部，肚脐（神阙穴）与胸剑结合点连线的中点处。

天枢穴位于人体中腹部，肚脐（神阙穴）向左右3指宽（食指、中指、无名指并拢）处。

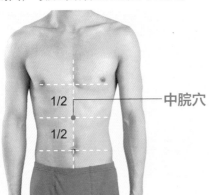

1/2

1/2

中脘穴

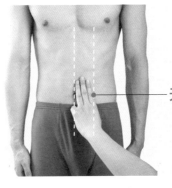

天枢穴

灸疗 祛寒湿看这本就够

艾灸方法：艾条温和灸中脘穴、天枢穴，每穴各灸20~30分钟，或艾炷隔姜灸3~5壮。每天1次，10~15次为1疗程，多用于胃、十二指肠溃疡缓解期。

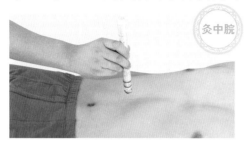
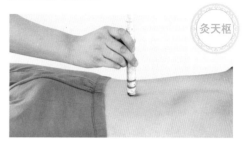

方法二 温和灸足三里穴、内关穴 ○

快速取穴：用同侧手张开虎口围住髌骨外上缘，余4指向下，中指指尖所指处即为足三里穴，按压有酸胀感。

快速取穴：握拳，手外展，微屈腕，显现两条肌腱。从腕横纹向上量约3横指，两条肌腱之间的凹陷中即为内关穴。

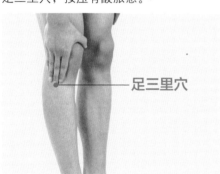

足三里穴

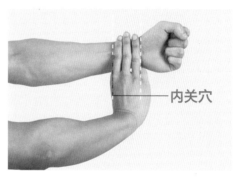

内关穴

艾灸方法：艾条温和灸足三里穴、内关穴，每穴各灸20~30分钟，或艾炷隔姜灸3~5壮。每天1次，10~15次为1疗程，多用于胃、十二指肠溃疡缓解期。

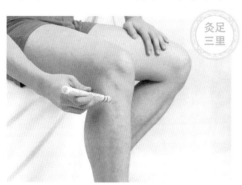
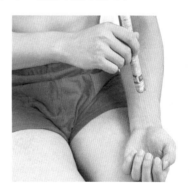

增效疗法　　鸡蛋壳去内膜，洗净晾干、炒黄后研极细末，每次3克，每日3次，开水送服，连服1周，可有明显改善。

慢性肾炎

中医认为，慢性肾炎水肿多为风邪外袭、肺失通调、阳虚水泛所致。此外，湿热蕴结、气滞血瘀也可导致水肿。艾灸三焦俞、肾俞、水分等穴对改善慢性肾炎水肿有一定的作用。

特效穴位：三焦俞穴、肾俞穴、水分穴、气海穴、复溜穴

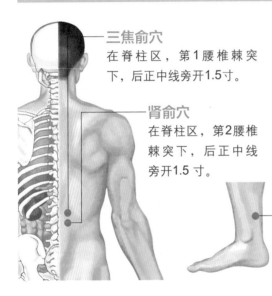

三焦俞穴
在脊柱区，第1腰椎棘突下，后正中线旁开1.5寸。

肾俞穴
在脊柱区，第2腰椎棘突下，后正中线旁开1.5寸。

水分穴
在上腹部，脐中上1寸，前正中线上。

气海穴
在下腹部，脐中下1.5寸，前正中线上。

复溜穴
在小腿内侧，内踝尖上2寸，跟腱的前缘。

方法 温和灸各特效穴位

快速取穴： 两髂前上棘最高点的水平连线与脊柱相交所在的椎体为第4腰椎，向上数2个椎体（第2腰椎），在其下向左右两侧分别量取2指宽（食指、中指并拢）即为肾俞穴。

肾俞穴向上1个椎体的位置即为三焦俞穴。

水分穴在上腹部，肚脐上约1拇指宽（1寸）处。

气海穴在下腹部，肚脐下约2横指宽（食指、中指并拢）处。

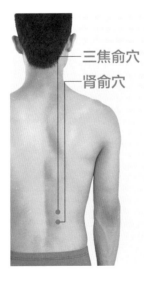

三焦俞穴
肾俞穴

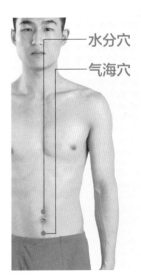

水分穴
气海穴

艾灸 祛寒湿看这本就够

内踝尖向上量约3横指（食指、中指、无名指并拢），跟腱前缘凹陷处即复溜穴。

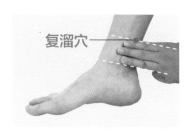

复溜穴——

艾灸方法： 上述各穴，每次选3~5穴，每穴艾条温和灸15~20分钟。隔日1次，10次为1疗程。

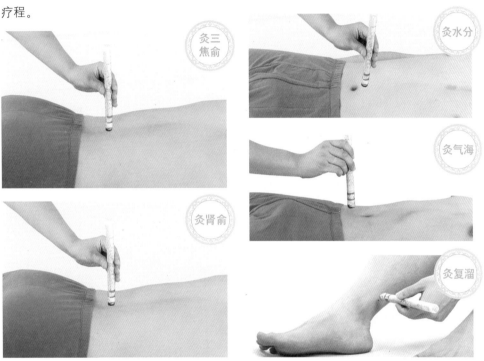

灸三焦俞
灸水分
灸气海
灸肾俞
灸复溜

中医提示

　　肾炎患者起居调养特别要注意两点，一是慎衣被，防风寒，避免感冒，感冒可能加重病情；二是勿过度劳累，过度劳累亦可加重病情。

　　肾炎患者的饮食应根据病情进行调整。轻症患者合并血浆蛋白降低时，可适当吃一些高蛋白食物，如鱼类、肉类、蛋类、奶类、豆及豆制品等，同时，还应吃新鲜蔬菜和水果。

　　重症患者合并尿毒症时，不应吃高蛋白食物，以免加重病情。

　　浮肿明显者可多食萝卜、冬瓜、赤小豆、西瓜、黑豆、丝瓜等有利尿作用的食物。

　　兼见血尿者，可食莲藕、白菜根、花生、茄子等有止血作用的食物。

　　伴高血压者，可食芹菜、菠菜、木耳、豆芽、玉米等有降血压作用的食物。

　　本病无论轻重，均应少食或不食含盐食物，以免水钠潴留，加重水肿。此外，还应避免吃刺激性食物，戒烟酒。

第五章　艾灸祛除中老年慢性病

腰肌劳损

腰肌劳损是腰部肌肉、筋膜、韧带等软组织的慢性损伤。中医认为外感风寒湿邪，影响局部气血运行，血行不畅促使和加速腰骶肌肉、筋膜和韧带紧张痉挛变性，从而引起慢性腰痛。治疗当祛寒湿、通经络、行气血。

特效穴位：腰阳关穴、志室穴、委中穴

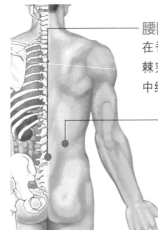

腰阳关穴

在脊柱区，第4腰椎棘突下凹陷中，后正中线上。

志室穴

在腰区，第2腰椎棘突下，后正中线旁开3寸。

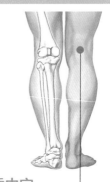

委中穴

在腘横纹中点，当股二头肌腱与半腱肌肌腱的中间。

方法一 温和灸腰阳关穴

快速取穴：俯卧或正坐，先按取两边髂前上嵴，两髂前上嵴水平线与后正中线交点处为第4腰椎棘突，棘突下方凹陷处即是腰阳关穴。

艾灸方法：用艾条温和灸腰阳关穴，每次10~15分钟，每日1次。症状缓解后隔日1次，每月10次。

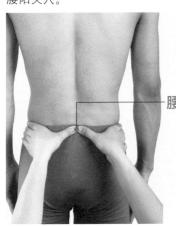

腰阳关穴

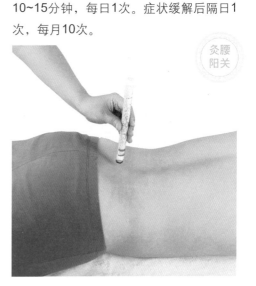

灸腰阳关

方法二　温和灸志室穴

快速取穴： 俯卧或正坐，在腰部，两髂前上棘水平连线与后正中线交点处即为第4腰椎，向上数2个椎体（即第2腰椎），其棘突旁开3寸，按压有酸胀感处即是。

艾灸方法： 用艾条温和灸志室穴，每侧每次5~10分钟。每天1次，症状改善后隔天1次。

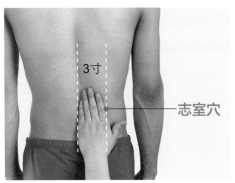

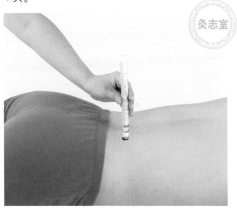

灸志室

方法三　温和灸委中穴

快速取穴： 在小腿后膝弯腘横纹中点处即为委中穴。

艾灸方法： 用艾条温和灸委中穴，每侧每次5~10分钟，热度以能忍受为度。每天1次，症状改善后隔天1次。

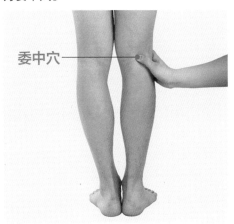

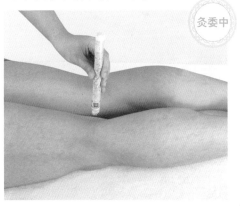

灸委中

增效疗法

中药热敷

原料：独活12克，防风10克，杜仲6克，川断12克，威灵仙20克，香附6克，桑寄生10克。

用法：各药混合，入锅炒热，用布包热敷腰部疼痛处，冷后再炒再敷。每日1~2次。每次敷约30分钟。

功效：活血止痛，用于腰肌劳损。

小便不利

　　小便不利中医称为癃闭，以排尿困难，甚至小便闭塞不通为主症。泌尿系统的各种疾病及邻近尿路其他脏器的病变，都可造成尿路梗阻。中医认为，本病多由肾气不足、湿热下注或外伤所致。

　　肾气不足导致的小便不利，症见小便淋沥不爽、排尿无力、面色㿠白、神气怯弱、腰膝酸软等，可用灸法补肾益气，通调膀胱气机。

特效穴位：阴谷穴、肾俞穴、三焦俞穴、气海穴

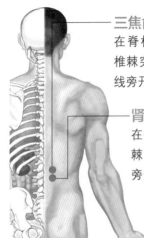

三焦俞穴
在脊柱区，第1腰椎棘突下，后正中线旁开1.5寸。

肾俞穴
在脊柱区，第2腰椎棘突下，后正中线旁开1.5寸。

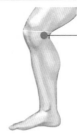

阴谷穴
在膝后区，腘横纹上，半腱肌肌腱外侧缘。

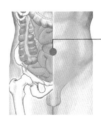

气海穴
在下腹部，脐中下1.5寸，前正中线上。

方法一　温和灸阴谷穴

快速取穴： 微屈膝，从膝内高骨向后缘推，在腘横纹内侧端可触及两条筋（半腱肌肌腱与半膜肌腱），两筋之间可触及一凹陷即阴谷穴。

艾灸方法： 艾条温和灸阴谷穴5~10分钟，每天1次。

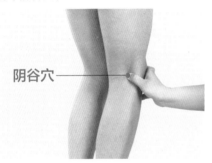

阴谷穴

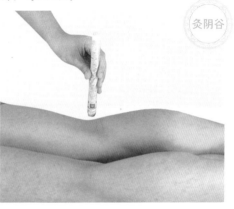

灸阴谷

艾灸
祛寒湿看这本就够

方法二 **回旋灸肾俞穴、三焦俞穴** ·······················○

快速取穴：两髂前上棘最高点的水平连线与脊柱相交所在的椎体为第4腰椎，向上数2个椎体（第2腰椎），在其下向左右两侧分别量取2指宽（食指、中指并拢）即为肾俞穴。

肾俞穴向上1个椎体的位置即为三焦俞穴。

艾灸方法：用艾条回旋灸肾俞穴、三焦俞穴，每次每穴15分钟，每天1次。

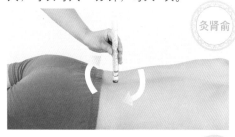

灸肾俞

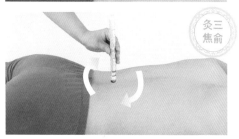

灸三焦俞

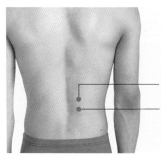

—— 三焦俞穴
—— 肾俞穴

方法三 **温和灸气海穴** ·······················○

快速取穴：仰卧位，气海穴位于下腹部，肚脐下约2指宽（食指、中指并拢）处。

艾灸方法：艾条温和灸气海穴10~15分钟，每天1次，至小便通畅。孕妇慎用气海穴。

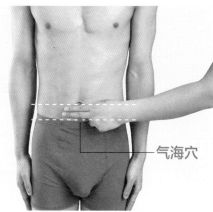

—— 气海穴

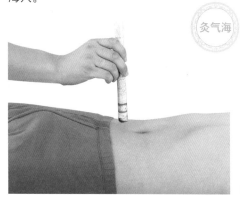

灸气海

中医提示 　温热下注导致的小便不利不宜灸，症见小便量少、热赤，甚至小便闭塞不通、小腹胀、口渴、舌红苔黄等。

外伤或手术导致的小便不利、欲解不下、小腹胀满，可酌选中极穴、三阴交穴艾灸，以通调膀胱气机。

第五章　艾灸祛除中老年慢性病

165

老年痴呆症

老年痴呆症是一组病因未明的原发性退行性脑变性疾病。多起病于老年期，潜隐起病，病程缓慢且不可逆。患者认知和记忆功能退化，日常生活能力减退，出现精神障碍。中医认为，此病与脾肾亏虚、脾虚痰阻有关。在相关穴位施灸可健脾补肾，增强机体免疫力，延缓病情。

特效穴位：涌泉穴、关元穴、三阴交穴、太溪穴、脾俞穴、肾俞穴

三阴交穴
在小腿内侧，内踝尖上3寸，胫骨内侧缘后际。

太溪穴
在踝区，内踝尖与跟腱之间的凹陷处。

关元穴
在下腹部，脐中下3寸，前正中线上。

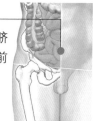

脾俞穴
在脊柱区，第11胸椎棘突下，后正中线旁开1.5寸。

肾俞穴
在脊柱区，第2腰椎棘突下，后正中线旁开1.5寸。

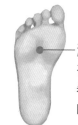

涌泉穴
在足底，屈足卷趾时足心最凹陷中。

方法 温和灸各特效穴位 ··○

快速取穴： 卷足，在足底掌心前面正中凹陷处的前方，可见脚底肌肉组成的"人"字纹路，涌泉穴就位于"人"字纹交叉部分，即涌泉穴。

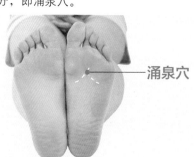

涌泉穴

从肚脐向下量约4横指宽（除拇指外）处即关元穴。

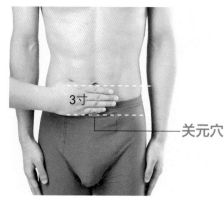

3寸

关元穴

灸法祛寒湿看这本就够

侧坐垂足，手4指并拢，小指下边缘紧靠内踝尖上，食指上缘所在的水平线与胫骨后缘的交点处即三阴交穴。

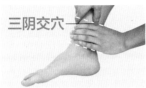

三阴交穴

内踝后缘与跟腱前缘的中间，与内踝尖平齐处即是太溪穴。

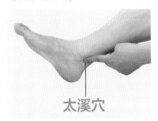

太溪穴

两肩胛骨下角水平线与脊柱相交所在的椎体为第7胸椎，向下数4个椎体（第11胸椎），在其棘突下向左右两侧分别量取2指宽（食指、中指并拢）处，即脾俞穴。

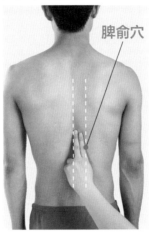

脾俞穴

脾俞穴直下2个椎体即为肾俞穴。

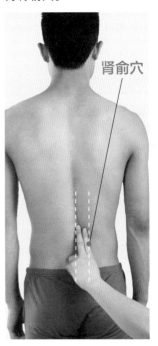

肾俞穴

艾灸方法：艾条温和灸涌泉穴、关元穴、三阴交穴、太溪穴、脾俞穴、肾俞穴，按照先腰背部再胸腹部、先上部后下部的顺序施灸。每次取穴2～3个，每穴灸10～15分钟，每日1次，10次为1个疗程，2个疗程之间间隔1周。背部可用艾炷灸，每穴每次3~5壮。

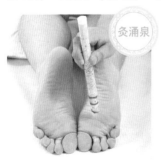

灸涌泉

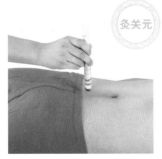

灸关元

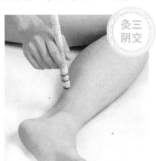

灸三阴交

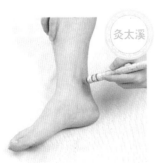

灸太溪

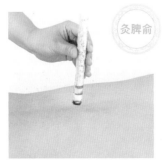

灸脾俞

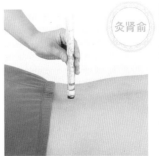

灸肾俞

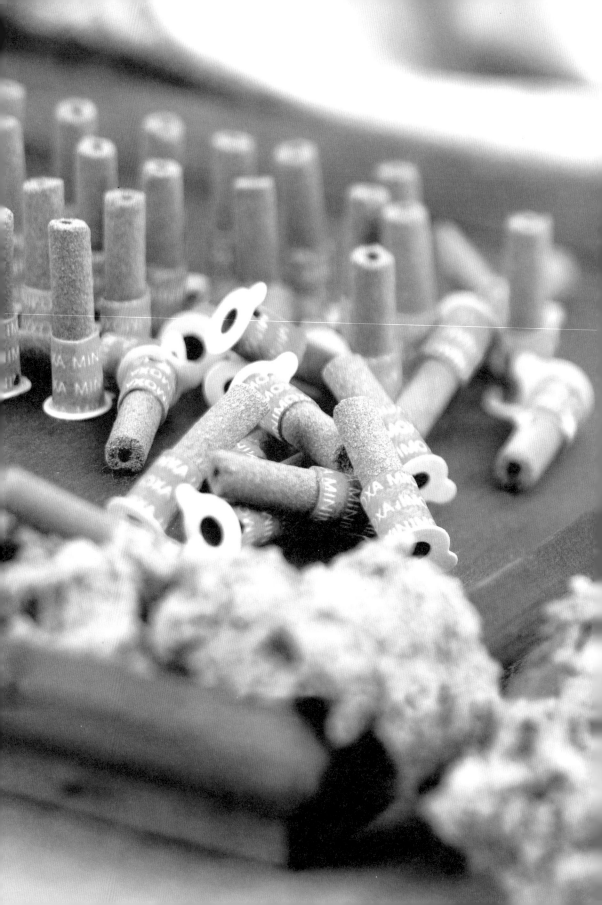

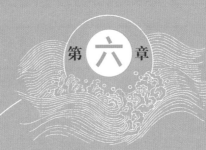

第六章

艾灸赶走女人虚寒

俗话说"十女九寒"，身体虚寒对于女人来说可不是小问题，女人以血为用，寒则血凝，气血凝滞不畅，各种妇科问题就会接踵而至。经常艾灸，用艾的温暖赶走虚寒，女人才能像花一样盛开。

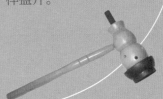

宫寒

中医学认为宫寒与肾虚、脾气虚、血虚、肝郁、痰湿、湿热、血瘀等因素有关。宫寒的主要表现为小腹冷痛、痛经，得温减轻，得寒加重，白带多，月经失调等。严重的宫寒可造成不孕，或妊娠后胎儿发育迟缓。艾灸特效穴位，可以起到温宫、调理冲任的作用。

特效穴位：关元穴、气海穴、归来穴

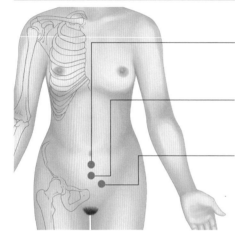

气海穴
在下腹部，脐中下1.5寸，前正中线上。

关元穴
在下腹部，脐中下3寸，前正中线上。

归来穴
在下腹部，脐中下4寸，前正中线旁开2寸。

方法一 回旋灸各特效穴位

快速取穴： 从肚脐向下量4指宽（除拇指外）处，即为关元穴。

从肚脐向下量约2指宽（食指、中指并拢）处，即为气海穴。

将耻骨联合和肚脐连线五等分，其上4/5与下1/5交界处，再向左右各取3指宽（食指、中指、无名指并拢）处，即归来穴。

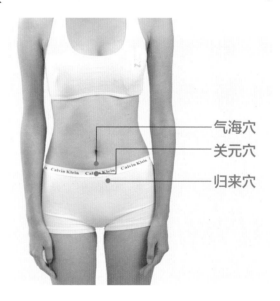

气海穴

关元穴

归来穴

艾灸 祛寒湿看这本就够

艾灸方法： 用艾条分别回旋灸关元穴、气海穴、归来穴10~15分钟，以感觉温热适中为宜，每天1次。

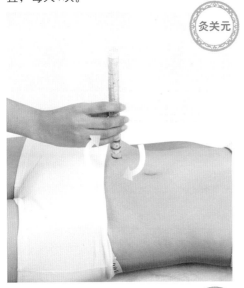

灸关元

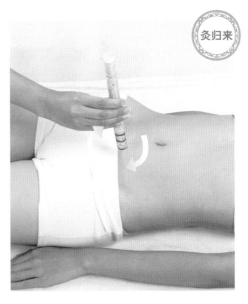

灸归来

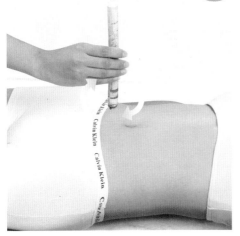

灸气海

增效疗法

按揉关元穴也可起到补肾益气、暖宫驱寒的作用。方法是，右手在上，左手在下，将两个手掌叠放在小腹上，沿顺时针方向按摩腹部，每次按摩100圈，以小腹有温热感为度。

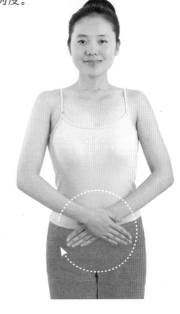

中医提示

来月经前5天及月经期间勿用艾灸，以免引起月经紊乱。孕妇忌用艾灸。

艾灸过程中如果有异常应立即停止，咨询中医妇科或针灸科。

第六章　艾灸赶走女人虚寒

月经不调

中医学认为月经不调多由先天不足、房劳多产、情志不畅及感受寒、热之邪所致，与肝、脾、肾三脏关系密切。可发生于任何年龄段，若不进行积极的治疗与调养，可进一步发展为不孕、闭经等。

特效穴位：曲池穴、隐白穴、血海穴

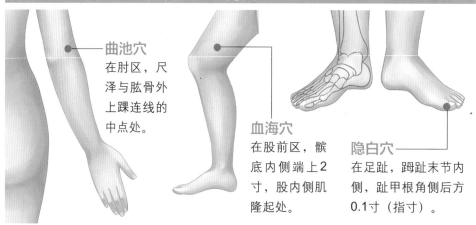

曲池穴
在肘区，尺泽与肱骨外上髁连线的中点处。

血海穴
在股前区，髌底内侧端上2寸，股内侧肌隆起处。

隐白穴
在足趾，踇趾末节内侧，趾甲根角侧后方0.1寸（指寸）。

方法一　隔姜灸曲池穴

快速取穴： 屈肘90度，肘横纹外侧端外凹陷中即是曲池穴，按压有酸胀感。

艾灸方法： 用艾炷隔姜灸曲池穴，每次15~20分钟（或3~5壮），每天1次。

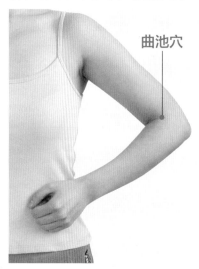

曲池穴

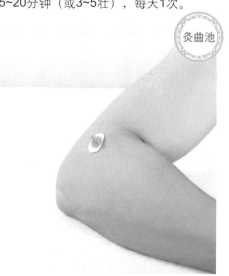

灸曲池

艾灸 祛寒湿看这本就够

方法二 温和灸隐白穴 ⋯⋯⋯⋯⋯⋯⋯⋯⋯⋯⋯⋯⋯⋯⋯⋯⋯⋯⋯⋯⋯⋯⋯⋯○

快速取穴：正坐，足着地，隐白穴在足踇趾趾甲内侧缘线与基底部线之交点处。

艾灸方法：艾条温和灸隐白穴10~15分钟，每天1次。

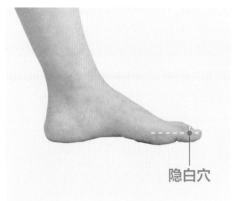

隐白穴

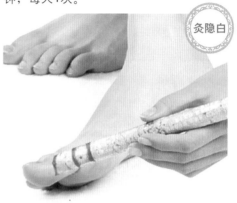

灸隐白

方法三 温和灸血海穴 ⋯⋯⋯⋯⋯⋯⋯⋯⋯⋯⋯⋯⋯⋯⋯⋯⋯⋯⋯⋯⋯⋯⋯⋯○

快速取穴：侧坐屈膝，医者用左手掌心对准患者右髌骨中央，手掌伏于膝盖上，拇指与其他4指约呈45度，拇指尖所指处即血海穴。

艾灸方法：用艾条温和灸血海穴10~15分钟，每天1次，两侧穴位交替灸。

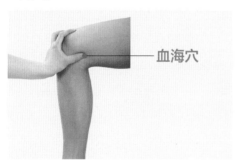

血海穴

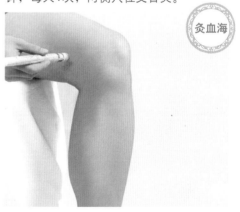

灸血海

增效疗法

生姜羊肉汤

　　原料：羊肉500克，生姜20克，盐适量。

　　做法：生姜切片。羊肉切块，汆去血水，洗净。羊肉与生姜同放砂锅中，加适量水，大火煮沸，撇去血沫，改小火炖煮至肉熟烂，加盐调味。

　　用法：分次食用，饮汤食肉。

　　功效：适用于血寒所致的月经不调，证见月经推迟，量少色紫黯，小腹冷痛，畏寒肢冷，舌淡苔白。

痛经

绝大多数女性对痛经都不陌生。痛经是指在行经前后或行经期间，小腹部出现剧烈的疼痛。中医认为本病的发生与冲任胞宫的周期性变化密切相关。邪气内伏或精血素亏，经期前后气血变化急骤，导致胞宫气血运行不畅，从而致痛经发作。

血瘀痛经

寒凝血瘀所致的痛经，腹痛拒按，经色紫而夹有血块，下血块后痛即缓解；胀甚于痛，或胀连胸胁，胸闷泛恶。酌量用灸可调经暖宫，祛瘀止痛。

特效穴位：中极穴、地机穴、三阴交穴

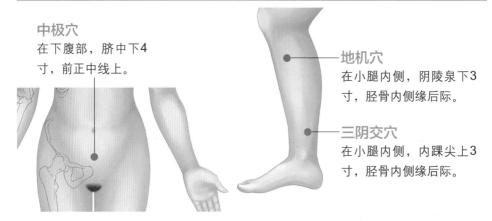

中极穴
在下腹部，脐中下4寸，前正中线上。

地机穴
在小腿内侧，阴陵泉下3寸，胫骨内侧缘后际。

三阴交穴
在小腿内侧，内踝尖上3寸，胫骨内侧缘后际。

方法一　隔姜灸中极穴

快速取穴：将耻骨联合和肚脐的连线五等分，由下向上1/5处即中极穴。

艾灸方法：艾炷隔姜灸中极穴3~5壮，每天1次。

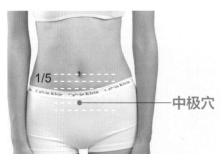

1/5　中极穴

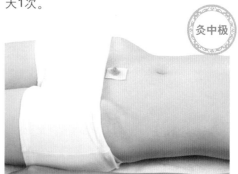

灸中极

艾灸祛寒湿看这本就够

方法二 回旋灸三阴交穴、地机穴 ···○

快速取穴：侧坐垂足，手4指并拢，小指下边缘紧靠内踝尖上，食指上缘所在的水平线与胫骨后缘的交点处即为三阴交穴。

艾灸方法：艾条回旋灸地机穴、三阴交穴各15~20分钟，每天1次，两侧穴位皆要灸。

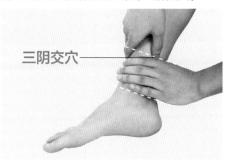

三阴交穴

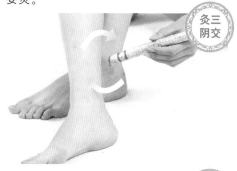

灸三阴交

先取阴陵泉穴，侧坐屈膝，用拇指沿小腿内侧骨内缘由下往上推，至膝关节下时，在胫骨向内上弯曲处可触及一凹陷处即为阴陵泉穴。在阴陵泉穴下4横指（3寸）处，即地机穴。

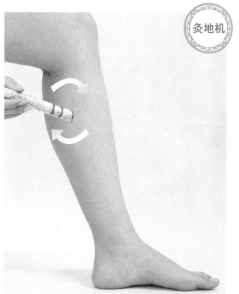

灸地机

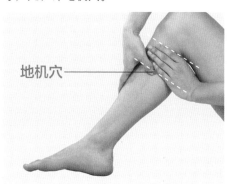

地机穴

增效疗法

艾姜汤

原料：艾叶9克，生姜2片，红糖适量。

做法：将艾叶、生姜加适量水，小火煎煮片刻，去渣取汁，加红糖适量即成。

用法：温服。经前及经期每天2剂，连服3~5天。

功效：适用于寒湿凝滞型痛经。

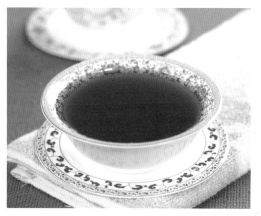

体虚痛经

肝肾亏损导致的体虚痛经，腹痛多在月经净后，痛势绵绵不休；小腹柔软喜按，经量减少；常伴有腰酸肢倦、食少、头晕、心悸等症状。通过艾灸特定穴位可滋补肝肾，补虚止痛。

特效穴位：命门穴、肾俞穴、关元穴、足三里穴、大赫穴

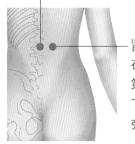

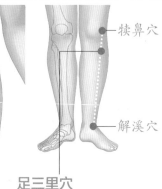

命门穴
在脊柱区，第2腰椎棘突下凹陷中，后正中线上。

关元穴
在下腹部，脐中下3寸，前正中线上。

犊鼻穴

解溪穴

肾俞穴
在脊柱区，第2腰椎棘突下，后正中线旁开1.5寸。

大赫穴
在下腹部，脐中下4寸，前正中线旁开0.5寸。

足三里穴
在小腿外侧，犊鼻下3寸，犊鼻与解溪连线上。

方法一 回旋灸命门穴、肾俞穴

快速取穴：在腰部，两髂前上棘连线与后正中线的交点处为第4腰椎，再向上数2个椎体（第2腰椎），在其棘突下缘之凹陷处即命门穴，与肚脐相对。

　　命门穴左右2指宽（1.5寸）处即肾俞穴。

艾灸方法：艾条回旋灸命门穴、两侧肾俞穴各15~20分钟，每天1次。

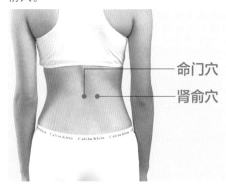

命门穴
肾俞穴

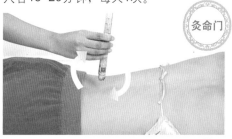

灸命门

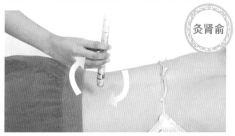

灸肾俞

艾灸 祛寒湿看这本就够

方法二 回旋灸关元穴、大赫穴

快速取穴：从肚脐向下量4指横宽（3寸）处即为关元穴。

在腹白线与耻骨联合上缘水平线的交点处，旁开0.5寸（半横指），再向上量1横指（拇指）处即大赫穴。

艾灸方法：艾条回旋灸关元穴、两侧大赫穴各10~15分钟，每天1次。

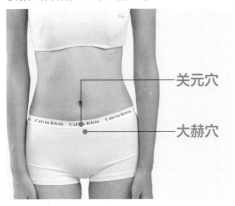

关元穴

大赫穴

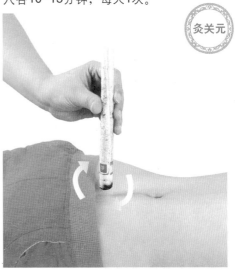

灸关元

方法三 回旋灸足三里穴

快速取穴：用同侧手张开虎口围住髌骨外上缘，余4指向下，中指指尖所指处即为足三里穴，按压有酸胀感。

艾灸方法：艾条回旋灸足三里穴，每侧每次灸15~20分钟，每天1次。

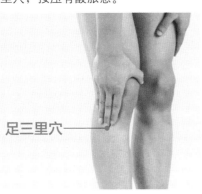

足三里穴

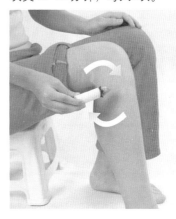

灸足三里

中医提示　　痛经患者平时尤其经前及经期宜少吃寒凉、生冷及刺激性的食物。体虚痛经者，宜多食滋补性食物，如羊肉、牛肉、鸡肉、桂圆、核桃、木耳、山楂等。

平时保持情绪舒畅，以免血行不畅，引起痛经。痛经发作时，应卧床休息，下腹部置热水袋，以温暖盆腔，促进血液流通。

第六章　艾灸赶走女人虚寒

闭经

闭经的因素很多，如精神因素、营养不良、贫血、内分泌紊乱等。中医将其主要归结为肝肾不足、气血虚弱、气滞血瘀、寒湿凝结、痰湿壅阻等。艾灸对于上述因素所致的闭经都很有效。

特效穴位：三阴交穴、关元穴、足三里穴、血海穴、脾俞穴、中级穴

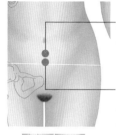

关元穴
在下腹部，脐中下3寸，前正中线上。

中级穴
在下腹部，脐中下4寸，前正中线上。

犊鼻穴

足三里穴
在小腿外侧，犊鼻下3寸，犊鼻与解溪连线上。

解溪穴

血海穴
在股前区，髌底内侧端上2寸，股内侧肌隆起处。

三阴交穴
在小腿内侧，内踝尖上3寸，胫骨内侧缘后际。

脾俞穴
在背部，当第11胸椎棘突下，后正中线旁开1.5寸。

方法一　温和灸关元穴、中级穴

快速取穴： 从肚脐向下量4横指宽（食指、中指、无名指并拢）处即为关元穴。

关元穴下1寸即为中极穴。

艾灸方法： 艾条温和灸关元穴、中极穴各10~15分钟或艾炷隔姜灸5~7壮，每天1次。

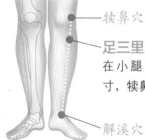

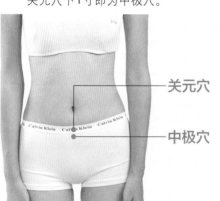

关元穴

中极穴

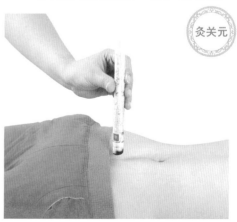

灸关元

关元　祛寒湿看这本就够

方法二 温和灸三阴交穴、血海穴、足三里穴

快速取穴： 侧坐垂足，手除拇指外的4指并拢，小指下边缘紧靠内踝尖上，食指上缘所在的水平线与胫骨后缘的交点处即为三阴交穴。

侧坐屈膝，医者用左手掌心对准患者右髌骨中央，手掌伏于膝盖上，拇指与其他4指约呈45度，拇指尖所指处即血海穴。

用同侧手张开虎口围住髌骨外上缘，余4指向下，中指指尖所指处即为足三里穴，按压有酸胀感。

艾灸方法： 艾条温和灸三阴交穴、血海穴、足三里穴各5~10分钟，每天1次，两侧穴位皆要灸。

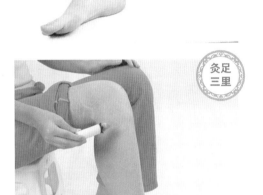

灸三阴交

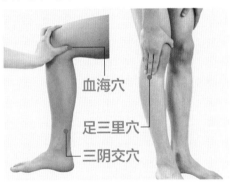

血海穴
足三里穴
三阴交穴

灸足三里

方法三 回旋灸脾俞穴

快速取穴： 两肩胛骨下缘连线中点为第7胸椎，往下再数4个椎体即为第11胸椎，在其棘突下，向两侧分别旁开1.5寸（2横指）即是脾俞穴。

艾灸方法： 用艾条回旋灸两侧脾俞穴各10~15分钟，每天1次。

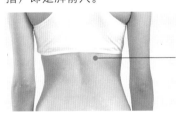

脾俞穴

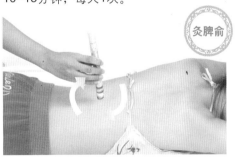

灸脾俞

中医提示 　月经不顺的女性尤其要避免食用生冷酸涩之物。生冷食物包括各种冷饮、各种凉菜、寒性水果、寒性水产品等，均可导致血管收缩，血行凝滞，使经血闭而不行，从而发生闭经。

第六章 艾灸赶走女人虚寒

白带异常

中医学认为白带异常多由脾肾虚弱、湿滞不运或湿毒内侵所致。白带异常也是很多疾病的一种表现，常见的有阴道炎、子宫颈炎、子宫体炎、盆腔炎或肿瘤等。艾灸对于祛湿排毒、改善炎症有一定的辅助疗效。

特效穴位：三阴交穴、气海穴、足三里穴

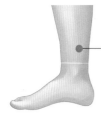

三阴交穴
在小腿内侧，内踝尖上3寸，胫骨内侧缘后际。

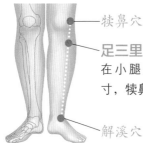

犊鼻穴

足三里穴
在小腿外侧，犊鼻下3寸，犊鼻与解溪连线上。

解溪穴

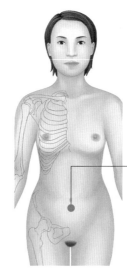

气海穴
在下腹部，脐中下1.5寸，前正中线上。

方法一　温和灸三阴交穴

快速取穴： 侧坐垂足，手除拇指外的4指并拢，小指下边缘紧靠内踝尖上，食指上缘所在的水平线与胫骨后缘的交点处即为三阴交穴。

艾灸方法： 艾条温和灸三阴交穴5~10分钟，每天1次，两侧穴位皆要灸。

灸三阴交

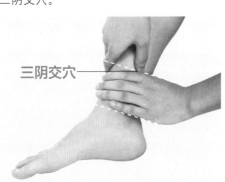

三阴交穴

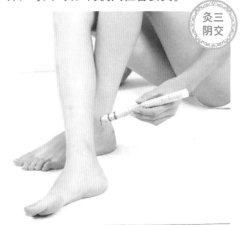

艾灸 祛寒湿看这本就够

方法二　隔姜灸气海穴

快速取穴： 气海穴位于下腹部，肚脐下约2指宽（食指、中指并拢）处。

艾灸方法： 艾炷隔姜灸气海穴3~5壮，每天1次。孕妇慎灸气海穴。

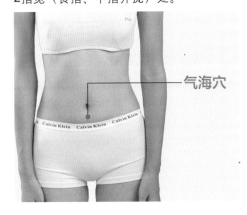

气海穴

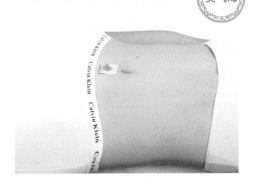

灸气海

方法三　温和灸足三里穴

快速取穴： 用同侧手张开虎口围住髌骨外上缘，余4指向下，中指指尖所指处即为足三里穴，按压有酸胀感。

艾灸方法： 艾条温和灸足三里穴，每次15~20分钟，每天1次，可常灸。

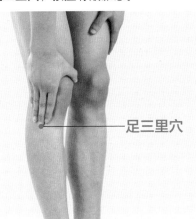

足三里穴

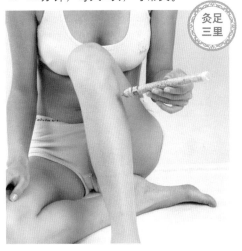

灸足三里

中医提示　　患者宜多食一些有补益脾肾及固下作用的食物，如淮山药、白扁豆、莲子、白果、栗子、核桃肉等，忌过食生冷寒凉食品。

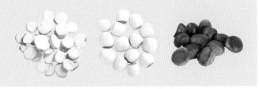

第六章　艾灸赶走女人虚寒

181

子宫脱垂

中医学认为子宫脱垂多因房劳多产、气虚下陷及肾虚不固所致。主要表现为腰酸、阴道下坠。较重者有块状物从阴道脱出，咳嗽、走路时加重，卧床休息时可回缩变小。子宫脱垂应重视早期治疗调养，否则会引起子宫颈糜烂、感染以及尿失禁等严重后果。

特效穴位：肾俞穴、关元穴、足三里穴、三阴交穴

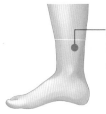

三阴交穴
在小腿内侧，内踝尖上3寸，胫骨内侧缘后际。

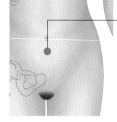

关元穴
在下腹部，脐中下3寸，前正中线上。

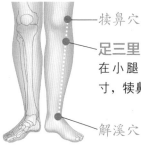

犊鼻穴
足三里穴
在小腿外侧，犊鼻下3寸，犊鼻与解溪连线上。
解溪穴

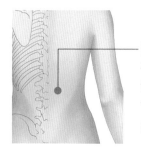

肾俞穴
在脊柱区，第2腰椎棘突下，后正中线旁开1.5寸。

方法一 温和灸肾俞穴

快速取穴： 俯卧位，两髂前上棘连线与后正中线的交点处为第4腰椎棘突，再向上数2个椎体（第2腰椎），在其棘突下缘之凹陷处向左右各取2指（食指、中指并拢）宽（1.5寸）处即肾俞穴。

艾灸方法： 艾条温和肾俞穴15~20分钟，每天1次。

灸肾俞

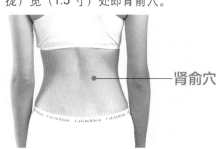

肾俞穴

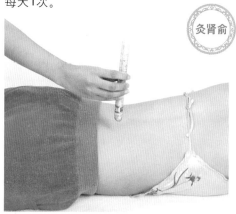

艾灸 祛寒湿看这本就够

方法二 温和灸关元穴

快速取穴： 从肚脐向下量4横指宽（3寸）处即为关元穴。

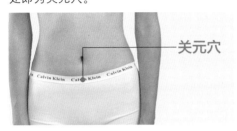

关元穴

艾灸方法： 艾条温和灸关元穴10~15分钟，每天1次。

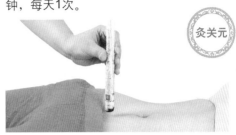

灸关元

方法三 温和灸足三里穴

快速取穴： 同侧手张开虎口围住髌骨外上缘，余4指向下，中指指尖所指处即为足三里穴，按压有酸胀感。

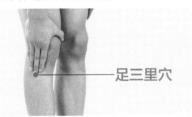

足三里穴

艾灸方法： 艾条温和灸足三里穴15~20分钟，每天1次。

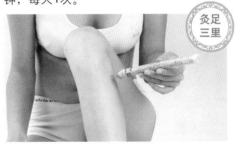

灸足三里

方法四 温和灸三阴交穴

快速取穴： 侧坐垂足，手4指并拢，小指下边缘紧靠内踝尖上，食指上缘所在的水平线与胫骨后缘的交点处即为三阴交穴。

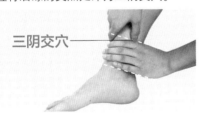

三阴交穴

艾灸方法： 艾条温和灸三阴交穴15~20分钟，每天1次，两侧穴位皆要灸。

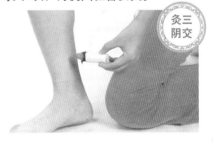

灸三阴交

增效疗法

功能锻炼法

　　每次施灸后配合多做功能练习。

　　膝胸卧位：两膝及小腿平置床上，两手屈肘平置床上，抬高臀部，每天2次，每次5~15分钟。

　　缩肛动作：采用坐位，练习忍住大便的动作，然后放松，如此一紧一松，交替进行，每天2~3次，每次5~15分钟。

经期头痛

每逢经期，或行经前后，出现以头痛为主症者，称为经期头痛。中医学认为本病主要是气血为病。若素体血虚，经行时更加不足，血不上荣，或因瘀血内阻，络脉不调，或因情志内伤，气郁化火，皆可导致本病。

特效穴位：合谷穴、太冲穴、三阴交穴、风池穴

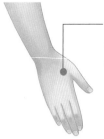

合谷穴
在手背，第2掌骨桡侧的中点处。

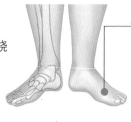

太冲穴
在足背，第1、第2跖骨间，跖骨底结合部前方凹陷中，或触及动脉搏动。

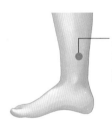

三阴交穴
在小腿内侧，内踝尖上3寸，胫骨内侧缘后际。

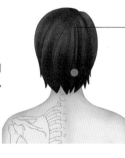

风池穴
在颈后区，枕骨之下，胸锁乳突肌上端与斜方肌上端之间的凹陷中。

方法一 温和灸合谷穴

快速取穴： 以一手的拇指指间关节横纹放置在另一手拇指、食指之间的指蹼缘上，拇指尖下即合谷穴。

艾灸方法： 艾条温和灸合谷穴10~20分钟，每天1次。

灸合谷

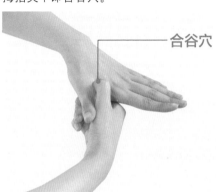

合谷穴

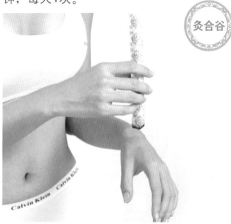

艾灸 祛寒湿看这本就够

方法二 温和灸太冲穴

快速取穴： 从第1、第2跖骨间，向后推移至底部的凹陷中即太冲穴。

艾灸方法： 艾条温和灸太冲穴10~20分钟，每天1次。

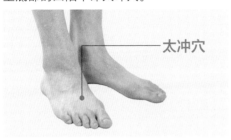

太冲穴

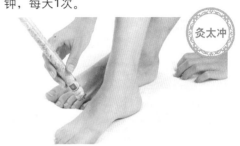

灸太冲

方法三 温和灸三阴交穴

快速取穴： 侧坐垂足，手4指并拢，小指下边缘紧靠内踝尖上，食指上缘所在的水平线与胫骨后缘的交点处即为三阴交穴。

艾灸方法： 艾条温和灸三阴交穴15~20分钟，每天1次，两侧穴位皆要灸。

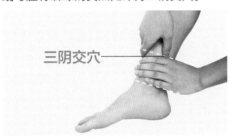

三阴交穴

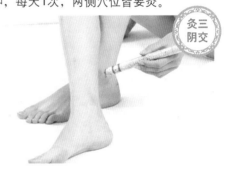

灸三阴交

方法四 温和灸风池穴

快速取穴： 在后发际上1寸水平，从耳后向后正中线摸，摸过一条明显的肌肉，该肌肉与另一肌肉之间的凹陷处即为风池穴。

艾灸方法： 艾条温和灸风池穴5~10分钟，每天1次。

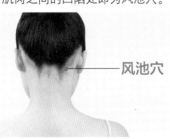

风池穴

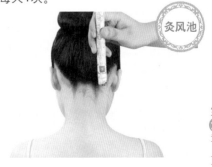

灸风池

增效疗法

五指分开，自前向后像梳头一样推按头皮。再以手指无规律地叩击头部。以上动作各做100下，每天早晚各1次。

第六章 艾灸赶走女人虚寒

185

不孕症

　　凡生育年龄的妇女，婚后夫妻同居2年以上，男方生殖功能正常，未避孕而未怀孕者，称为不孕症。中医学认为不孕症的主要原因是肾虚，其次与肝郁、痰湿、血瘀等有关。调治应以肾为本，兼顾肝脾。艾灸有一定的辅助疗效。

特效穴位：中极穴、血海穴、三阴交穴

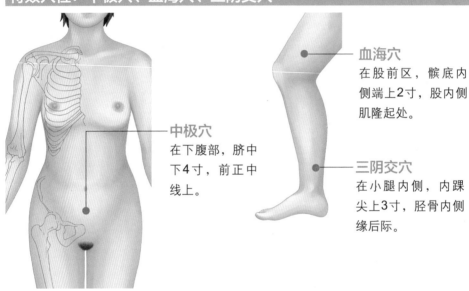

血海穴
在股前区，髌底内侧端上2寸，股内侧肌隆起处。

中极穴
在下腹部，脐中下4寸，前正中线上。

三阴交穴
在小腿内侧，内踝尖上3寸，胫骨内侧缘后际。

方法一　隔姜灸中极穴

快速取穴：将耻骨和肚脐连线五等分，由下向上1/5处即中极穴。

艾灸方法：艾炷隔姜灸中极穴3~5壮，每天1次。

灸中极

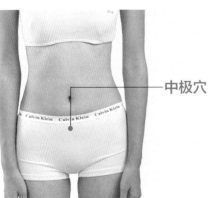

——中极穴

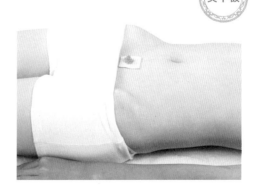

艾灸 祛寒湿看这本就够

方法二 回旋灸血海穴 ··○

快速取穴： 侧坐屈膝，医者用左手掌心对准患者右髌骨中央，手掌伏于膝盖上，拇指与其他4指约呈45度，拇指尖所指处即血海穴。

艾灸方法： 艾条回旋灸血海穴15~20分钟，每天1次。

灸血海

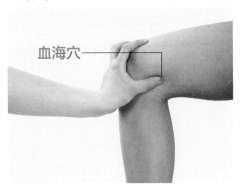

血海穴

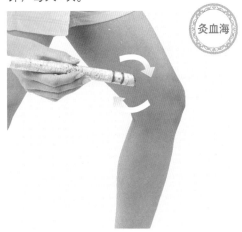

方法三 回旋灸三阴交穴 ··○

快速取穴： 侧坐垂足，手4指并拢，小指下边缘紧靠内踝尖上，食指上缘所在的水平线与胫骨后缘的交点处即为三阴交穴。

艾灸方法： 艾条回旋灸三阴交穴15~20分钟，每天1次。

灸三阴交

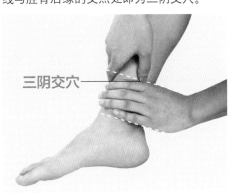

三阴交穴

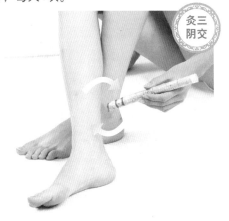

增效疗法

经行不畅，色黯有块者加太冲穴；白带增多，形体肥胖者加丰隆穴；月经后期，性欲淡漠者加关元穴。

猪肾2个，核桃30克，杜仲30克，同煮，吃肉喝汤。适用于肾虚型不孕，症状为婚久不孕，月经后期，量少色淡，面色晦暗，腰酸腿软，性欲淡漠，小便清长。

炒薏米30克，陈皮6克，大米适量，共煮粥服食。适用于痰湿型不孕，症状为婚久不孕，形体肥胖，经行延后，甚或闭经，带下量多，质黏稠，头晕心悸，胸闷泛恶。

产后腹痛

大多数产妇在分娩后1~2天会感到腹痛，以经产妇，特别在急产后多见。大多产后3~4天自然消失。一般表现为阵发性小腹疼痛，不伴有寒热等症。中医学认为，此症主要是产后气血虚弱、冲任失养而引起的，适度刺激特定穴位，可益气补血、缓解腹痛。

特效穴位：足三里穴、三阴交穴、气海穴、关元穴

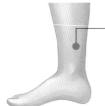

三阴交穴
在小腿内侧，内踝尖上3寸，胫骨内侧缘后际。

气海穴
在下腹部，脐中下1.5寸，前正中线上。

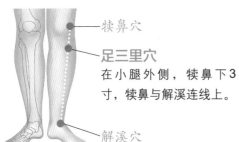

犊鼻穴

足三里穴
在小腿外侧，犊鼻下3寸，犊鼻与解溪连线上。

解溪穴

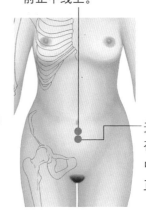

关元穴
在下腹部，脐中下3寸，前正中线上。

方法一 温和灸足三里穴

快速取穴： 用同侧手张开虎口围住髌骨外上缘，余4指向下，中指指尖所指处即为足三里穴，按压有酸胀感。

艾灸方法： 艾条温和灸足三里穴15~20分钟，每天1次。

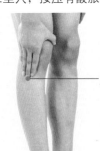

足三里穴

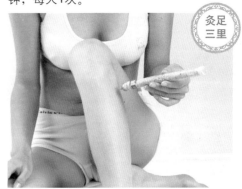

灸足三里

艾灸 祛寒湿看这本就够

方法二 **温和灸三阴交穴** ....○

快速取穴：侧坐垂足，手4指并拢，小指下缘紧靠内踝尖上，食指上缘所在的水平线与胫骨后缘的交点处即为三阴交穴。

艾灸方法：艾条温和灸三阴交穴15~20分钟，每天1次。

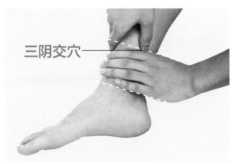

三阴交穴

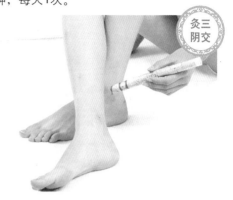

灸三阴交

方法三 **回旋灸气海穴、关元穴** ....○

快速取穴：从肚脐向下量约2横指宽（食指、中指并拢）处即为气海穴。

从肚脐向下量约4横指宽（除拇指外）处即为关元穴。

艾灸方法：艾条回旋灸气海穴、关元穴各5~15分钟，每天1次。

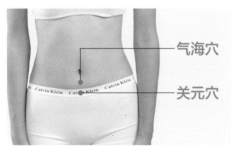

气海穴

关元穴

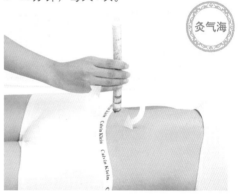

灸气海

专家提示
产后腹痛主要是子宫肌肉发生痉挛性收缩而引起的宫缩痛和子宫内潴留少许胎膜和血块，引起的收缩疼痛。另外，产后尿潴留、肠胀气、耻骨联合分离等，也可引发腹痛。以上原因引发的疼痛一般表现为阵发性小腹疼痛，不伴有寒热等症。若腹痛剧烈或时间延长，则应早期诊治，以防诱发其他疾患。

增效疗法
益母草糖饮

原料：益母草50克，红糖20克。

做法：将益母草放砂锅中加约1000毫升水，大火煮沸，加红糖，转小火煎煮至药液余半。

用法：去渣取汁，分2次温服。每日1剂。

功效：温经活血，行瘀止痛。用于妇女产后恶露不尽，血瘀腹痛。

第六章 艾灸赶走女人虚寒

产后缺乳

产妇在分娩后乳房虽胀，但乳汁很少，或是乳房根本不胀，乳汁点滴皆无，则称缺乳。其原因主要与身体虚弱、精神抑郁、睡眠不足、营养欠佳或哺乳方法不当有关。艾灸胸部腧穴可疏经通络，刺激乳腺，促进乳汁的分泌。

特效穴位：乳根穴、膻中穴

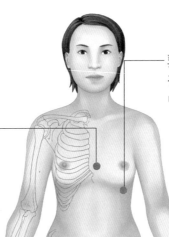

乳根穴
在胸部，第5肋间隙，前正中线旁开4寸。

膻中穴
在上腹部，横平第4肋间隙，前正中线上。

方法一　回旋灸乳根穴

快速取穴：乳根穴在女性乳房根部弧线中点处。

艾灸方法：艾条回旋灸乳根穴5~10分钟，每天1次，乳多即止。

灸乳根

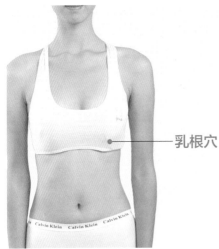

乳根穴

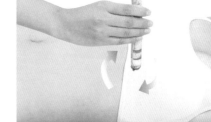

方法二 回旋灸膻中穴 ············○

快速取穴： 仰卧位，膻中穴位于胸部前正中线上，两乳头之间连线的中点，平第4肋间隙。

艾灸方法： 艾条回旋灸膻中穴10分钟，每天1次，乳多即止。

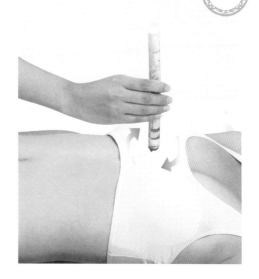

灸膻中

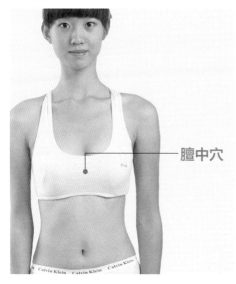

膻中穴

增效疗法

通草鲫鱼汤

原料：活鲫鱼1条，通草3克，当归5克。

做法与用法：同煮，吃肉喝汤。

功效：适用于气血不足型缺乳，症状为产后缺乳，乳汁清稀，乳房不胀、不痛而软，食少神疲，大便稀溏。

豆腐糖米酒

原料：豆腐250克，红糖60克，米酒30克。

做法与用法：先将豆腐与红糖加水共煮30分钟，再放入米酒略煮，一次食饮。

功效：适用于肝郁气滞型缺乳，症状为产后缺乳，胸胁胀闷，乳房胀硬而痛，情志不畅，嗳气，叹息。

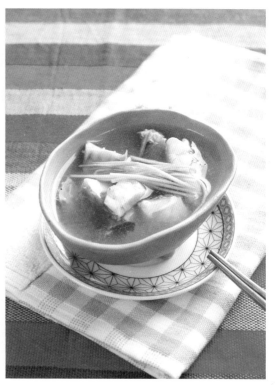

更年期综合征

中医学称本病为"绝经前后诸症"。认为本病是由于经、孕、产、乳等生理过程的自然消耗，或因房劳过度，精神长期抑郁，或诸多疾病影响，以致绝经前后肾气渐衰，冲任亏虚，阴阳失衡，脏腑气血失调所致。调养以补肾气、调冲任为主，兼以疏肝健脾，可常灸。

特效穴位：肾俞穴、三阴交穴、神门穴

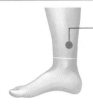

三阴交穴
在小腿内侧，内踝尖上3寸，胫骨内侧缘后际。

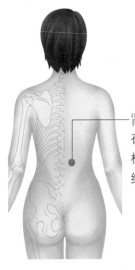

肾俞穴
在脊柱区，第2腰椎棘突下，后正中线旁开1.5寸。

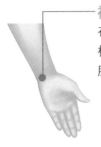

神门穴
在腕前区，腕掌侧远端横纹尺侧端，尺侧屈腕肌腱的桡侧缘。

方法一　回旋灸肾俞穴

快速取穴：在腰部，两髂前上棘连线与后正中线的交点处为第4腰椎棘突，再向上数2个椎体（第2腰椎），在其棘突下缘之凹陷处，向左右各取2横指宽（1.5寸）处即肾俞穴。

艾灸方法：艾条回旋灸肾俞穴15~20分钟，每天1次。

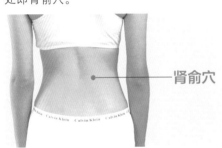

肾俞穴

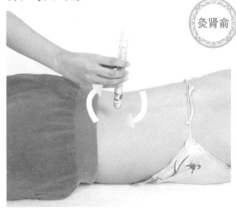

灸肾俞

艾灸 祛寒湿看这本就够

方法二 回旋灸三阴交穴 ·······················○

快速取穴： 侧坐垂足，手除拇指外的四指并拢，小指下缘紧靠内踝尖上，食指上缘所在的水平线与胫骨后缘的交点处即为三阴交穴。

艾灸方法： 艾条回旋灸三阴交穴15~20分钟，每天1次，两侧穴位皆要灸。

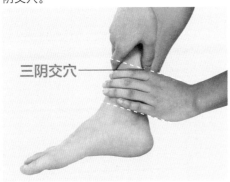

三阴交穴

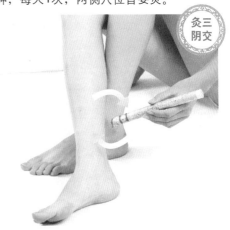

灸三阴交

方法三 回旋灸神门穴 ·······················○

快速取穴： 仰掌，在腕骨后缘，尺侧腕屈肌的桡侧，在掌后第1横纹上即神门穴。

艾灸方法： 艾条回旋灸神门穴5~15分钟，每天1次，两侧穴位皆要灸。

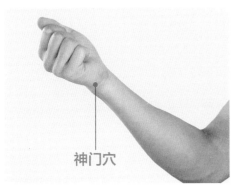

神门穴

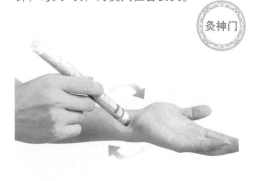

灸神门

增效疗法

莲荷芡实粥

原料：莲子6克，芡实60克，鲜荷叶30克，糯米100克。

做法：上述原料放入锅中，加适量水煲粥，至粥稠即成。

用法：每日1次。可常服。

功效：适用于妇女体弱，失眠多梦，心悸不宁者。

二花酒

原料：扁豆花9克，干茄子花9克。

做法：焙黄研末，黄酒20毫升冲服。

用法：每日1~2次。

功效：适用于更年期经断复来，排除由恶性肿瘤引起者。

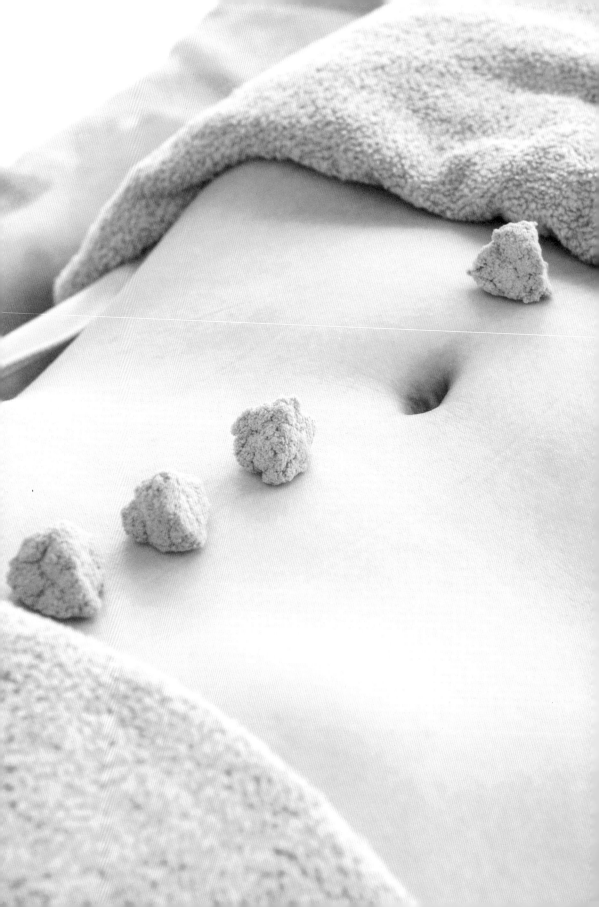

第七章

艾灸补足男人阳气

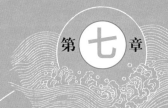

阳气是生命的根本，所谓"得阳者生，失阳者亡"。对于男人来说，阳气尤为重要，因为阳气关乎精血生成，阳气不足，健康就无法保证。通过艾灸来补足身体阳气，不仅能让男人摆脱疾病困扰，更能展现阳刚之气。

益肾温阳艾灸调理方

阳气是人生命的动力，是人体物质代谢和生理功能的原动力。精血津液之生成，也是由阳气所化。对于男性来说，阳气更为重要，阳气充足，才能精力旺盛。经常艾灸大赫、命门、志室、关元等穴，可益肾温阳，还能调理各种男科病。

特效穴位：大赫穴、命门穴、志室穴、关元穴

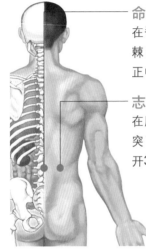

命门穴
在脊柱区，第2腰椎棘突下凹陷中，后正中线上。

志室穴
在腰区，第2腰椎棘突下，后正中线旁开3寸。

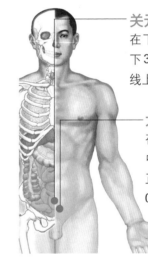

关元穴
在下腹部，脐中下3寸，前正中线上。

大赫穴
在下腹部，脐中下4寸，前正中线旁开0.5寸。

方法一 隔姜灸大赫穴、关元穴

快速取穴： 在腹白线与耻骨联合上缘水平线的交点处，旁开0.5寸处（半横指），再向上量1横指（拇指）处即大赫穴。

从肚脐向下量4横指（除拇指外）宽处即为关元穴。

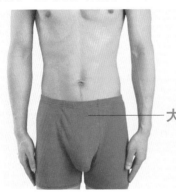

大赫穴

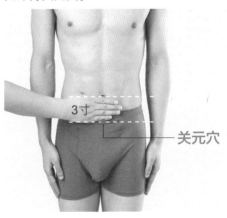

3寸

关元穴

艾灸 祛寒湿看这本就够

艾灸方法： 艾柱隔姜灸大赫穴、关元穴各3~5壮，每天1次。

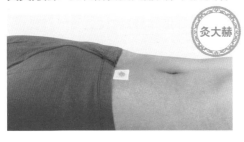

灸大赫

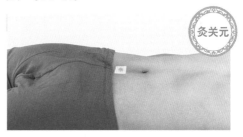

灸关元

方法二 隔姜灸命门穴、志室穴 ·····○

快速取穴： 在腰部，两髂前上棘连线与后正中线的交点处为第4腰椎，再向上数2个椎体（第2腰椎），在其棘突下缘之凹陷处即命门穴，与肚脐相对。

命门穴向左右旁开4横指（3寸）即志室穴。

艾灸方法： 艾柱隔姜灸命门穴、志室穴各3~7壮，两侧穴位同时灸，每天1次。

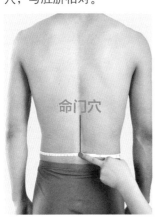

命门穴

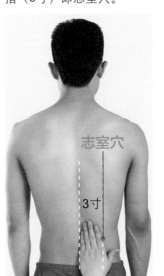

志室穴

3寸

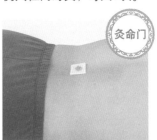

灸命门

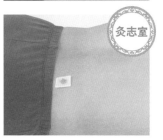

灸志室

增效疗法

复元汤

原料： 淮山药50克，肉苁蓉20克，菟丝子10克，核桃仁2个，羊瘦肉500克，羊脊骨1000克，葱段、姜片、八角、花椒、料酒、胡椒粉、盐各适量。

做法： 将淮山药、肉苁蓉、菟丝子、核桃仁用纱布袋装好扎紧。将羊脊骨剁成数节，羊肉切大块，一同氽去血水，再洗净。将羊肉、羊脊骨及中药袋一同放入砂锅内，加适量水，大火烧沸，打去浮沫；再放入葱段、姜片、八角、花椒、料酒，改小火继续炖煮至肉软烂，加胡椒粉、盐调味即可。

用法： 佐餐食。

功效： 温补肾阳，适用于肾阳不足、肾精亏损之耳鸣眼花、腰膝无力、阳痿早泄等症。

第七章 艾灸补足男人阳气

慢性前列腺炎

前列腺炎是中老年男性的多发病，因饮酒过度、嗜食辛辣厚味而导致内生湿热，湿热邪气瘀滞在器官中；或外感寒湿引起相关器官病变均可致本病。艾灸可温肾化气，对本病有一定的辅助治疗作用。

特效穴位：关元穴、肾俞穴、命门穴、阴陵泉穴

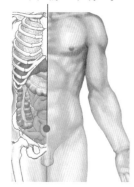
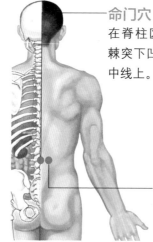

关元穴
在下腹部，脐中下3寸，前正中线上。

命门穴
在脊柱区，第2腰椎棘突下凹陷中，后正中线上。

阴陵泉穴
在小腿内侧，胫骨内侧髁下缘与胫骨内侧缘之间的凹陷中。

肾俞穴
在脊柱区，第2腰椎棘突下，后正中线旁开1.5寸。

方法一　回旋灸关元穴

快速取穴：仰卧位，从肚脐向下量4横指宽（3寸）处即为关元穴。

艾灸方法：艾条回旋灸关元穴10~15分钟，每天1次。

灸关元

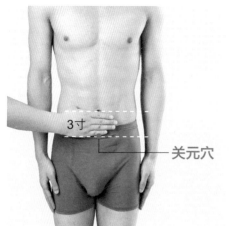

3寸
关元穴

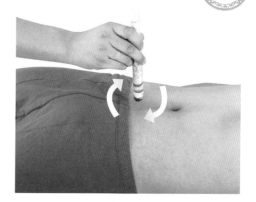

关元　祛寒湿看这本就够

方法二 隔姜灸命门穴、肾俞穴 ⚬⚬⚬⚬⚬⚬⚬⚬⚬⚬⚬⚬⚬⚬⚬⚬⚬⚬⚬⚬○

快速取穴：在腰部，两髂前上棘连线与后正中线的交点处为第4腰椎，再向上数2个椎体（第2腰椎），在其棘突下缘之凹陷处即命门穴，与肚脐相对。

命门穴左右2横指宽（食指、中指并拢）处即肾俞穴。

艾灸方法：艾炷隔姜灸命门穴、肾俞穴各5~7壮，每天1次。

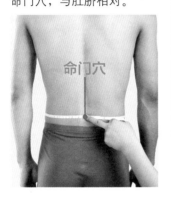

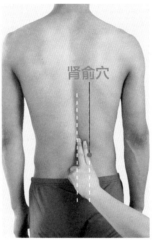

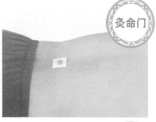

灸命门

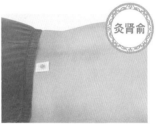

灸肾俞

方法三 温和灸阴陵泉穴 ⚬⚬⚬⚬⚬⚬⚬⚬⚬⚬⚬⚬⚬⚬⚬⚬⚬⚬⚬⚬○

快速取穴：侧坐屈膝，用拇指沿小腿内侧骨内缘由下往上推，至拇指到膝关节下时，在胫骨向内上弯曲处可触及一凹陷处即为阴陵泉穴。

艾灸方法：艾条温和灸阴陵泉穴15~20分钟，每天1次。

灸阴陵泉

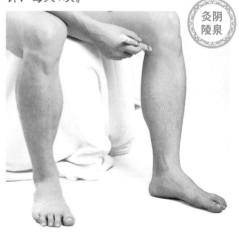

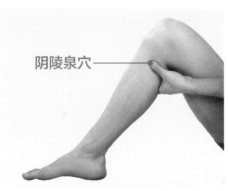

阴陵泉穴———

中医提示 　前列腺炎患者应注意休息，不熬夜，保持大便通畅，忌辛辣油腻刺激性食物，如烟酒、葱姜蒜、辣椒、咖啡等。多吃清热生津、养阴润肺的食物。适量运动，防止受寒。尿急时不要忍，要多喝水，利于排尿。

第七章　艾灸补足男人阳气

阳痿

阳痿指阴茎痿软不能勃起或勃起不坚。常伴头晕目眩、面色㿠白、神疲、腰膝酸软等症状。本病多属功能性病变，因此治疗重点在调整精神。经常艾灸相关穴位可补肾气、理气血、通经脉，对功能恢复大有帮助。

特效穴位：肾俞穴、命门穴、三阴交穴、关元穴

关元穴
在下腹部，脐中下3寸，前正中线上。

命门穴
在脊柱区，第2腰椎棘突下凹陷中，后正中线上。

三阴交穴
在小腿内侧，内踝尖上3寸，胫骨内侧缘后际。

肾俞穴
在脊柱区，第2腰椎棘突下，后正中线旁开1.5寸。

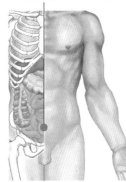
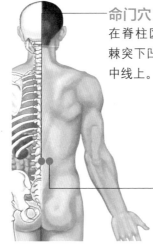

方法一 温和灸三阴交穴

快速取穴：侧坐垂足，手4指并拢，小指下边缘紧靠内踝尖上，食指上缘所在的水平线与胫骨后缘的交点处即为三阴交穴。

艾灸方法：艾条温和灸三阴交穴5~10分钟，每天1次，两侧穴位皆要灸。

灸三阴交

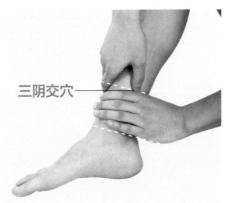

三阴交穴

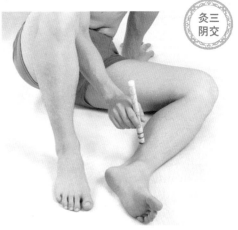

艾灸祛寒湿看这本就够

方法二 隔姜灸关元穴 ⋯⋯⋯⋯⋯⋯⋯⋯⋯⋯⋯⋯○

快速取穴： 从肚脐向下量4横指宽（3寸）处即为关元穴。

艾灸方法： 艾炷隔姜灸关元穴3~5壮，每天1次。

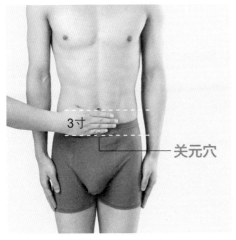

3寸

关元穴

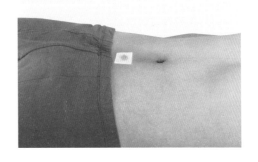

灸关元

方法三 隔姜灸命门穴、肾俞穴 ⋯⋯⋯⋯⋯⋯⋯⋯⋯⋯⋯⋯○

快速取穴： 在腰部，两髂前上棘连线与后正中线的交点处为第4腰椎，再向上数2个椎体（第2腰椎），在其棘突下缘之凹陷处即命门穴，与肚脐相对。

命门穴左右2指宽（食指、中指并拢）处即肾俞穴。

艾灸方法： 艾炷隔姜灸命门穴、肾俞穴各5~7壮，每天1次。

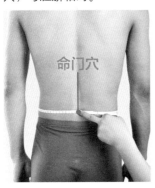

命门穴

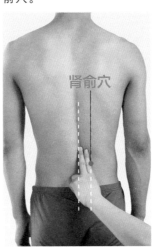

肾俞穴

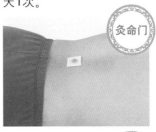

灸命门

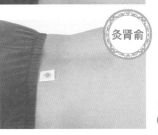

灸肾俞

中医提示 温热食物如狗肉、羊肉、麻雀、核桃、牛鞭、羊腰等，含锌食物如牡蛎、牛肉、鸡肝、蛋、猪肉、鸡肉等，含精氨酸食物如山药、银杏、冻豆腐、鳝鱼、海参、墨鱼、章鱼等，都有助于提高性功能。阳痿患者宜适当多食。

第七章 艾灸补足男人阳气

早泄

早泄是最常见的射精功能障碍，发病率占成年男子的1/3以上。早泄的病因不只是心理性和阴茎局部性因素，还应考虑泌尿、内分泌及神经等系统疾病因素。经常艾灸，对缓解和治疗早泄有一定的效果。

特效穴位：阴谷穴、大赫穴、命门穴

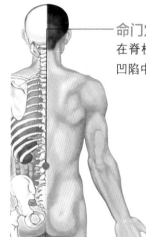

命门穴
在脊柱区，第2腰椎棘突下凹陷中，后正中线上。

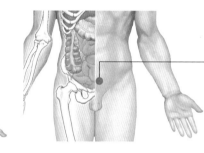

阴谷穴
在膝后区，腘横纹上，半腱肌肌腱外侧缘。

大赫穴
在下腹部，脐中下4寸，前正中线旁开0.5寸。

方法一　温和灸阴谷穴

快速取穴： 微屈膝，从膝内高骨向后缘推，在腘横纹内侧端可触及两条筋（半腱肌肌腱与半膜肌肌腱），两筋之间可触及一凹陷即阴谷穴。

艾灸方法： 艾条温和灸阴谷穴5~10分钟，每天1次。

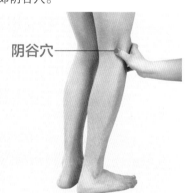

阴谷穴

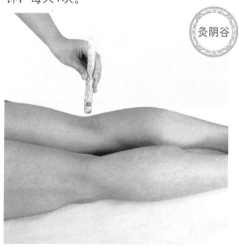

灸阴谷

方法二 **隔姜灸大赫穴** ·····································○

快速取穴：在腹白线与耻骨联合上缘水平线的交点处，旁开0.5寸处（半横指），再向上量1横指（拇指）处即大赫穴。

艾灸方法：艾炷隔姜灸大赫穴3~5壮，每天1次，两侧穴位皆要灸。

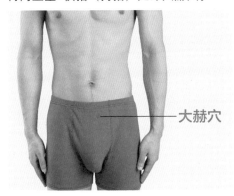

大赫穴

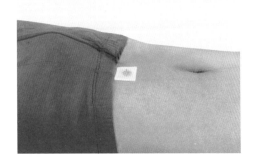

灸大赫

方法三 **回旋灸命门穴** ·····································○

快速取穴：在腰部，两髂前上棘连线与后正中线的交点处为第4腰椎，再向上数2个椎体（第2腰椎），在其棘突下缘之凹陷处即命门穴，与肚脐相对。

艾灸方法：艾条回旋灸命门穴10~15分钟，每天1次。

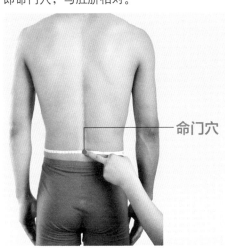

命门穴

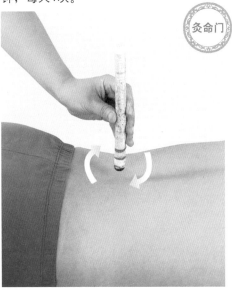

灸命门

**增效
疗法**

经常按摩大赫穴可调理和改善男性阳痿、早泄、性冷淡等症状。

方法是，用食指、中指和无名指的指腹，以较为缓慢的速度按压大赫穴，按压同时做圈状按摩。按摩的同时配合呼吸，效果更好。

遗精

遗精分梦遗和滑精。梦遗只在睡梦中发生遗泄，如久遗而又频繁者，可有头晕、精神不振、耳鸣腰酸等证。滑精则不拘昼夜，常有精液滑出，并伴有形体瘦弱，甚至心悸、阳痿等。前者当以交通心肾为主，后者以补肾为主。无论哪种遗精，艾灸均有不错的辅助疗效。

特效穴位：关元穴、大赫穴、志室穴

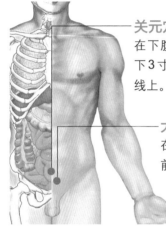
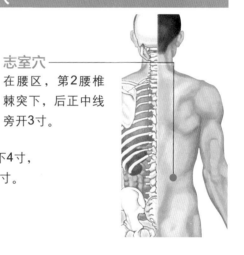

关元穴
在下腹部，脐中下3寸，前正中线上。

大赫穴
在下腹部，脐中下4寸，前正中线旁开0.5寸。

志室穴
在腰区，第2腰椎棘突下，后正中线旁开3寸。

方法一　隔姜灸志室穴

快速取穴： 在腰部，与两髂前上棘水平连线相平即为第4腰椎，向上数2个椎体（即第2腰椎），再从其棘突旁开量4横指（3寸），平肾俞穴，按压有酸胀感。

艾灸方法： 艾炷隔姜灸志室穴3~7壮，两侧穴位同时灸。

灸志室

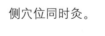

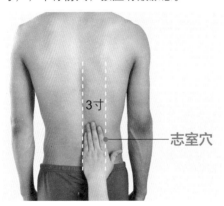

3寸 —— 志室穴

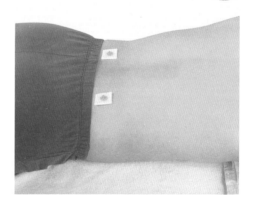

艾灸祛寒湿看这本就够

方法二 隔姜灸关元穴、大赫穴

快速取穴：从肚脐向下量4横指宽（3寸）处即为关元穴。

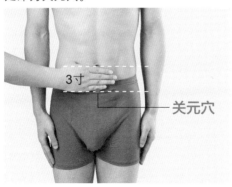

在腹白线与耻骨联合上缘水平线的交点处，旁开0.5寸处（半横指），再向上量1横指（拇指）处即大赫穴。

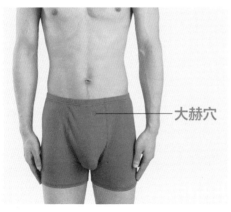

艾灸方法：艾炷隔姜灸关元穴、大赫穴各3~5壮，每天1次。

灸关元

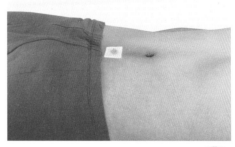

灸大赫

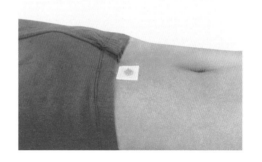

增效疗法

滑精严重者可再加灸肾俞穴、太溪穴、足三里穴。

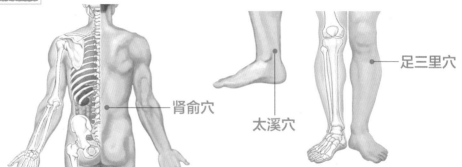

不育症

男性不育多由生殖器感染或精子出现问题所致。生殖器感染会导致睾丸萎缩，影响生精能力及降低精子的活性，引起不育；无精子或精子过少，也会造成永久性和暂时性的不育。通过艾灸补肾气，调气血，可增强肾功能，提高精子活性，对不育症有辅助治疗作用。

特效穴位：大赫穴、中极穴、关元穴、三阴交穴

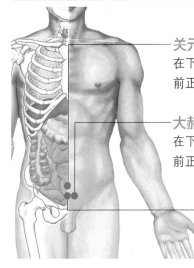

关元穴
在下腹部，脐中下3寸，前正中线上。

大赫穴
在下腹部，脐中下4寸，前正中线旁开0.5寸。

三阴交穴
在小腿内侧，内踝尖上3寸，胫骨内侧缘后际。

中极穴
在下腹部，脐中下4寸，前正中线上。

方法一 **温和灸三阴交穴** ○○

快速取穴： 侧坐垂足，手4指并拢，小指下边缘紧靠内踝尖上，食指上缘所在的水平线与胫骨后缘的交点处即为三阴交穴。

艾灸方法： 艾条温和灸三阴交穴5~10分钟，每天1次，两侧穴位皆要灸。

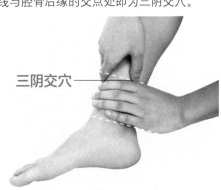

三阴交穴———

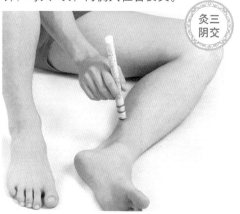

灸三阴交

方法二 回旋灸关元穴、中极穴、大赫穴 ⋯⋯⋯⋯⋯⋯⋯⋯⋯⋯○

快速取穴： 从肚脐向下量4横指宽（3寸）处即关元穴。

关元穴向下1拇指横宽（1寸）处即中极穴。

中极穴旁开半横指（0.5寸）处即大赫穴。

艾灸方法： 用艾条回旋灸上述各穴，每个穴位15~20分钟，每天1次。

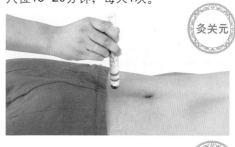

灸关元

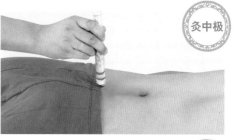

灸中极

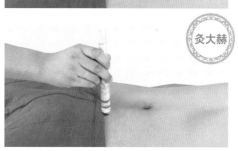

灸大赫

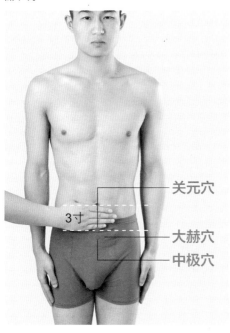

3寸

关元穴

大赫穴

中极穴

增效疗法　除上述方法外，也可取关元、神阙、肾俞、命门、三阴交为主穴，中极、气海、归来、太溪、八髎、足三里为配穴，每次选用2~4个穴位，每穴每次灸15分钟，每日1次，10次为1疗程，疗程间隔3天。

三阴交穴

太溪穴

足三里穴

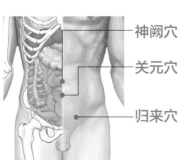

神阙穴

关元穴

归来穴

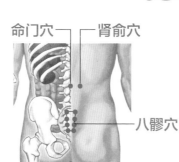

命门穴

肾俞穴

八髎穴

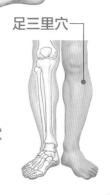

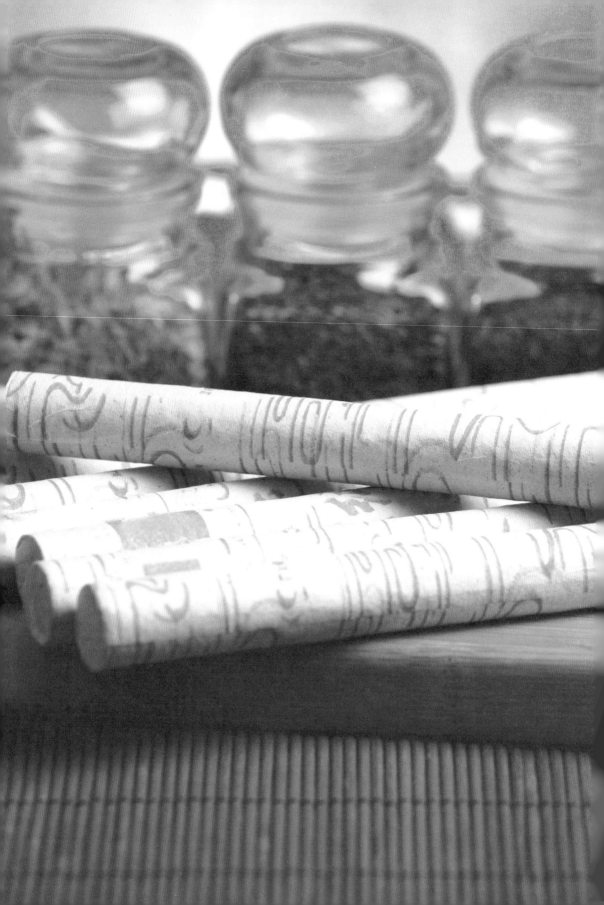

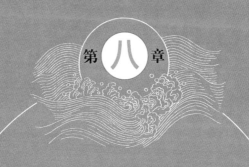

第 八 章

四季艾灸各不同

四季之气不同，养生各有侧重，艾灸也
当遵循季节特点，外应自然，内合身体，才
能起到事半功倍的效果。

春季艾灸
防风固关，祛旧疾防新病

　　春季气温不定，很容易受到风热之邪的侵袭，造成体温调节机制紊乱、免疫功能下降而引发各种疾病。所以春季养生保健应特别重视协调好人与自然环境的关系，使人体内部各个脏器、气血阴阳之间达到平衡，预防疾病的发生。艾灸合谷穴、太冲穴、风门穴可固守关防，抵御风邪入侵。

特效穴位：合谷穴、太冲穴、风门穴

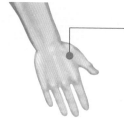

合谷穴
在手背，第1、第2掌骨间，当第2掌骨桡侧的中点处。

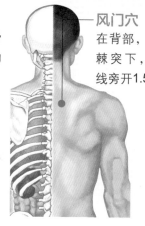

风门穴
在背部，第2胸椎棘突下，后正中线旁开1.5寸。

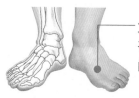

太冲穴
在足背侧，当第1跖骨间隙的后方凹陷处。

方法一　雀啄灸合谷穴

快速取穴：两手交握，一手拇指指间横纹压在另一手虎口上，屈指，拇指尖正对处即为合谷穴。

艾灸方法：用艾条雀啄灸合谷穴15分钟，每天1次。

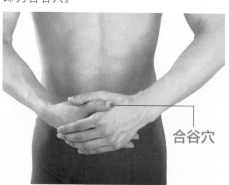

合谷穴

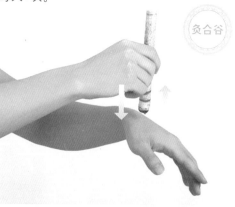

灸合谷

艾灸 祛寒湿看这本就够

方法二 回旋灸太冲穴 ··· ○

快速取穴： 从第1、第2跖骨间，向后推移至底部的凹陷中即太冲穴。

艾灸方法： 艾条回旋灸太冲穴15分钟，每天1次。

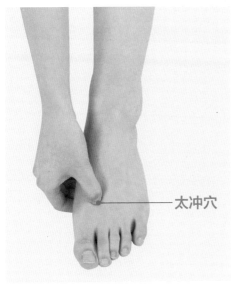

太冲穴

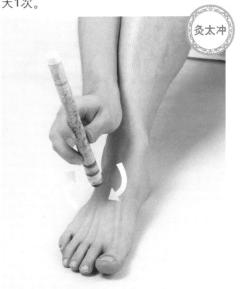

灸太冲

方法三 雀啄灸风门穴 ··· ○

快速取穴： 坐位，由项背交界处椎骨的最高点（第7颈椎）向下数2个椎体（第2胸椎），在其下向左右两侧分别量取2指宽（食指、中指并拢）即为风门穴。

艾灸方法： 用艾条雀啄灸两侧风门穴各15分钟，每天1次。

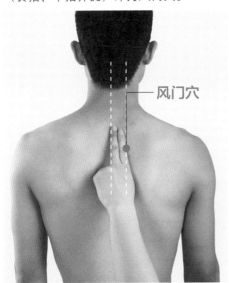

风门穴

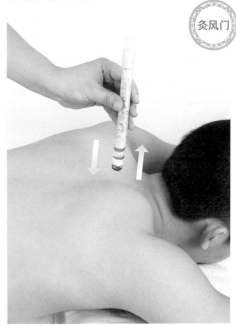

灸风门

夏季艾灸
健脾除湿，预防慢性病的好时机

　　夏季气候以"湿"为特点，且与人体五脏中的"脾"相对应，因此，防病方面要提防湿邪入侵，养生要注重健脾除湿。艾灸可取神阙穴补气健脾、除湿，中脘穴健脾和胃，丰隆穴祛湿除困。

特效穴位：神阙穴、中脘穴、丰隆穴

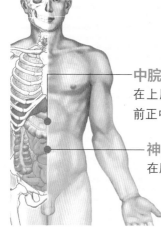

中脘穴
在上腹部，脐中上 4 寸，
前正中线上。

神阙穴
在腹中部，脐中央。

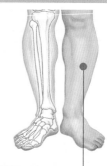

丰隆穴
在小腿前外侧，当外踝尖上8寸，
条口外，距胫骨前缘2横指。

方法一　隔姜灸神阙穴

快速取穴：神阙穴位于肚脐正中央。

艾灸方法：艾炷隔姜灸神阙穴3～5壮，每月10次左右，晚上施灸为佳。每次以感到局部温热舒适、稍有红晕为度。

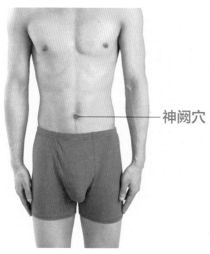

神阙穴

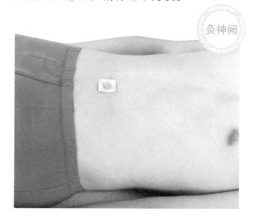

灸神阙

方法二 温和灸中脘穴 ·············○

快速取穴：中脘穴位于上腹部，肚脐（神阙穴）与胸剑结合点连线的中点处。

艾灸方法：艾条温和灸中脘穴10～15分钟，隔天1次，腹胀、腹泻者可每天1次。

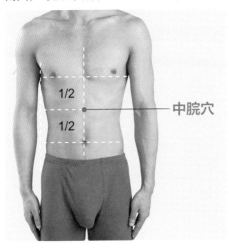

1/2

1/2

——中脘穴

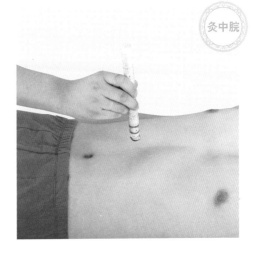

灸中脘

方法三 温和灸丰隆穴 ·············○

快速取穴：正坐屈膝，在犊鼻和外踝尖之间连一条线，在这条线的中点处，腓骨略前方按压有沉重感的地方即丰隆穴。

艾灸方法：艾条温和灸丰隆穴15分钟，可有效健脾化湿。高脂血症者也可常灸。

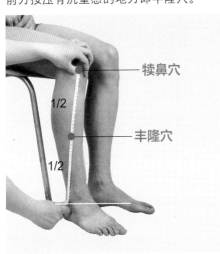

——犊鼻穴

1/2

——丰隆穴

1/2

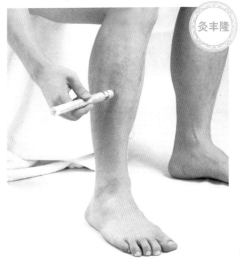

灸丰隆

中医提示　　夏季天气炎热，很多人穿得较少，容易给外邪入侵的机会。特别是艾灸后要及时穿衣，不要裸露身体，尤其是施灸部位。

秋季艾灸
阳虚体质，补充阳气正当时

　　《黄帝内经•素问•四气调神大论》指出："夫四时阴阳者，万物之根本也，所以圣人春夏养阳，秋冬养阴。""秋冬养阴"指的是健康的平和体质的人，阳虚体质的人到了秋冬更宜补阳。此时艾灸补充阳气是非常适合的，可取关元穴施灸，以补肾壮阳、补虚益损，壮一身之元气。

　　此外，秋季冷热交替刺激，很多人会出现消化方面的问题，所以也要注意调理脾胃，可多灸足三里穴、脾俞穴，以强壮脾胃，预防胃肠病等。

特效穴位：关元穴、足三里穴、脾俞穴

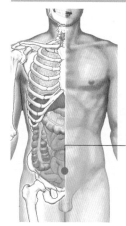
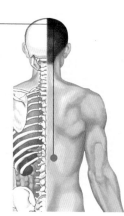
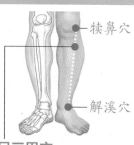

脾俞穴
在脊柱区，第11胸椎棘突下，后正中线旁开1.5寸。

关元穴
在下腹部，脐中下3寸，前正中线上。

犊鼻穴

解溪穴

足三里穴
在小腿前外侧，当犊鼻下3寸，距胫骨前缘1横指（中指）。

方法一　温和灸关元穴

快速取穴： 从脐中向下量取4横指，前正中线上。

艾灸方法： 点燃艾条，对准关元穴进行熏灸，每次约15分钟，以感到舒适无灼痛感，皮肤潮红为度。每月可灸10次。

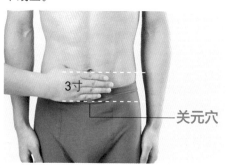

3寸

关元穴

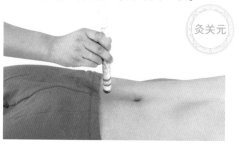

灸关元

关系
祛寒湿看这本就够

方法二 温和灸足三里穴 ····················

快速取穴： 用同侧手张开虎口围住髌骨外上缘，余4指向下，中指指尖所指处即为足三里穴，按压有酸胀感。

艾灸方法： 将艾条点燃，悬于足三里穴位上灸15分钟左右，以穴位处有微微的灼热感为宜。隔天灸1次。

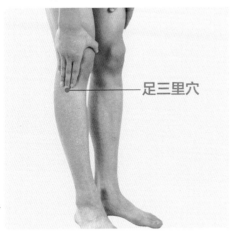

足三里穴

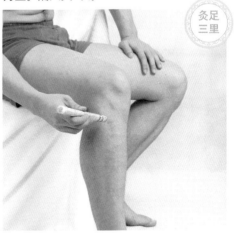

灸足三里

方法三 回旋灸脾俞穴 ····················

快速取穴： 两肩胛骨下缘连线中点为第7胸椎，往下数4个椎体即为第11胸椎，在其棘突下，向两侧分别量2横指（食指、中指并拢）即是脾俞穴。

艾灸方法： 用艾条回旋灸脾俞穴10~15分钟，脾虚泄泻者可每天灸1次，用来保健可隔天1次，每月10次。

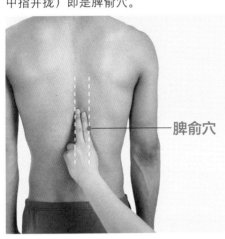

脾俞穴

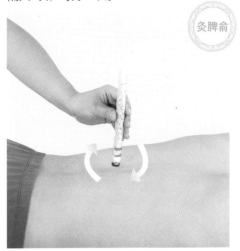

灸脾俞

中医提示 秋季身体干燥，而艾灸本身也会造成一些上火的症状，所以在艾灸的时候要注意清肺燥，灸后注意喝水，也可每天用一些秋梨膏泡水饮用。

冬季艾灸
温阳祛寒，南方北方各有不同

冬季属水，是一年中阴气弥漫的时候，人与自然界均处在收敛封闭、潜藏休养的状态，因此也是人们最适宜进补的时期。而冬季最重要的是补肾，艾灸在温阳驱寒方面有独到的优势，非常适合冬季养生之用。

由于南方与北方气候不同，冬季艾灸养生重点也有不同。

南方多湿，宜温阳化湿

南方冬季除了寒冷，还有阴湿的特点，所以祛寒湿的重点在于温阳化湿。可取关元穴以温阳固本，百会穴以提升阳气，阴陵泉穴以祛寒化湿。

特效穴位：关元穴、阴陵泉穴、百会穴

关元穴
在下腹部，前正中线上，当脐中下3寸。

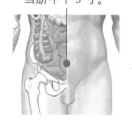

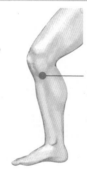

阴陵泉穴
在小腿内侧，当胫骨内侧踝后下方凹陷处。

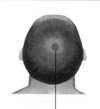

百会穴
在头部，前发际正中直上5寸。

方法一 温和灸关元穴

快速取穴： 从脐中向下量取4横指，前正中线上。

艾灸方法： 点燃艾条，对准关元穴进行熏灸，每次约15分钟，以感到舒适无灼痛感，皮肤潮红为度。可隔天灸1次。

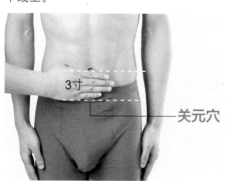

3寸

关元穴

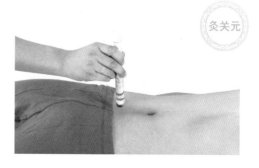

灸关元

关元 祛寒湿看这本就够

方法二 温和灸阴陵泉穴 ......⚬

快速取穴: 用拇指沿小腿内侧骨内缘由下往上推，至拇指到膝关节下时，在胫骨向内上弯曲处可触及一凹陷处即为阴陵泉穴，按压有酸胀感。

艾灸方法: 用艾条温和灸5~10分钟，以有温热感散发至膝部为宜。可隔天灸1次。

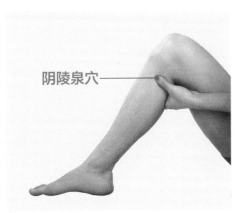

阴陵泉穴

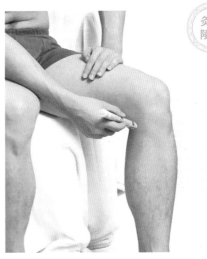

灸阴陵泉

方法三 温和灸百会穴 ......⚬

快速取穴: 取正坐或仰卧位，在头部，两耳尖连线中点与眉间的中心线交会处的凹陷处，用指尖按压此穴位有疼痛感。

艾灸方法: 用艾条温和灸5~10分钟，注意火力不要过大，以免烫伤头发。

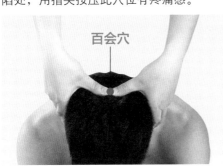

百会穴

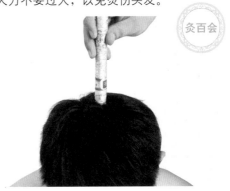

灸百会

中医提示

南方冬季湿寒，容易导致腰痛、膝关节肿痛、肩周炎等。可以通过自制外用祛寒药酒来缓解。

取花椒50克，放入250毫升白酒(55度)中浸泡。整粒的花椒要浸泡1周后再使用。或将花椒放入粉碎机里打成粉状，泡1～2天就可以用了。花椒性温，可温中散寒，能除六腑寒冷，并能通血脉、调关节、暖腰膝。用花椒酒擦在疼痛的部位，上下来回搓，搓热后可以直接用艾灸，也可以焐上热水袋，注意不要烫伤，可隔衣服焐。

第八章 四季艾灸各不同

北方多寒，宜温阳滋阴

北方冬季的气候特点是寒冷和干燥，所以温阳的同时也要注意滋阴润燥。艾灸可选肾俞穴以温阳驱寒，太溪穴、涌泉穴以滋阴养肾。

肾俞穴具有益肾助阳、纳气利水的作用，是补肾阳的首选穴位，艾灸肾俞穴能强肾固本、温肾壮阳，最宜冬季驱寒之用。

太溪穴为肾经输穴、原穴，长于滋阴补肾、通调三焦，原穴也就是肾脏的元气居住的地方，因此太溪穴是一个大补穴，具有滋肾阴、补肾气、壮肾阳、理胞宫的功能。

涌泉穴是肾经首穴，灸之能让肾水充足，滋养全身。

特效穴位：肾俞穴、太溪穴、涌泉穴

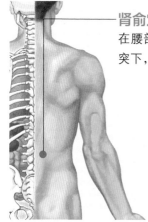

肾俞穴
在腰部，当第2腰椎棘突下，旁开1.5寸。

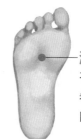

太溪穴
位于足内侧，内踝后方与脚跟骨筋腱之间的凹陷处。

涌泉穴
在足底，屈足卷趾时足心最凹陷中。

方法一 回旋灸肾俞穴

快速取穴： 两髂前上棘最高点的水平连线与脊柱相交所在的椎体为第4腰椎，向上数2个椎体（第2腰椎），在其下向左右两侧分别量取2横指宽（食指、中指并拢）即为肾俞穴。

艾灸方法： 用艾条回旋灸肾俞穴，每次每侧各15分钟左右，隔天1次。每月灸10次。或用艾炷无瘢痕灸，每次3~5壮，隔天1次。

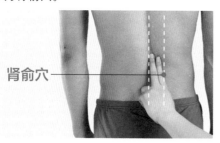

肾俞穴

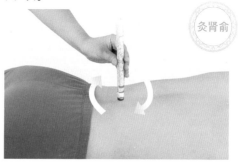

灸肾俞

艾灸
祛寒湿看这本就够

218

方法二 温和灸太溪穴

快速取穴： 内踝后缘与跟腱前缘的中间，与内踝尖平齐处即是太溪穴。

艾灸方法： 用艾条温和灸太溪穴，每次每侧各10~15分钟。每天1次，寒湿较重者，可早晚各灸1次。17~19点艾灸效果最好。

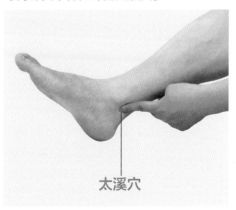

太溪穴

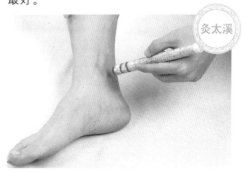

灸太溪

方法三 温和灸涌泉穴

快速取穴： 坐位，卷足，在足底掌心前面正中凹陷处的前方，可见脚底肌肉组成的"人"字纹路，涌泉穴就位于"人"字纹交叉部分。身体不适时，按压此穴会有疼痛感。

艾灸方法： 用艾条温和灸或艾炷隔药物灸，每侧15分钟，每日1次，至涌泉穴有热感上行为度。

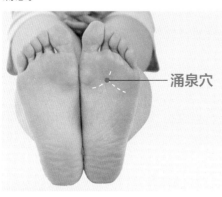

涌泉穴

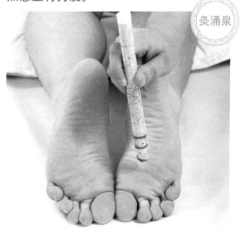

灸涌泉

中医提示

　　北方冬季室内有暖气，很干燥，加上艾灸过程中正邪交战，如果火燥之邪暂时占了上风，就很容易出现上火症状。此时不要停止艾灸，继续灸就能将病邪驱出体外，如果中途放弃，则前功尽弃，甚至导致病邪更加猖狂。

　　艾灸后或者艾灸的过程中如果感到燥热口渴，要及时喝水，以温热的白开水为宜，切忌饮冷水。

三伏灸、三九灸，灸出一年好身体

三伏灸扫除体内阴寒，让你一整年不感冒、不咳嗽

中医主张"冬病夏治"，三伏天正是冬病夏治的好时节，在夏天治疗冬天多发的疾病，以预防和减少该病在冬季发作。这个时期进行艾灸也是很好的补充人体阳气、扫除体内阴寒的方式，可以让你一整年不感冒、不咳嗽、少生病。

三伏灸的优势

三伏灸的优势体现在以下几个方面。

1 三伏天是外界阳气最盛的时候，艾灸可以充分对体内的阳气进行补充。

2 此时人体毛孔易张开，新陈代谢加快，温热刺激使得药物更容易快速进入体内，发挥助阳除寒的功效。

3 夏天艾灸，便于空气流通，室内空气清新；夏季穿衣少，也是便于艾灸的条件之一。

隔姜灸最正宗

三伏灸中，"隔姜灸+贴药"是最传统疗法，其效果也最佳。隔姜灸可使贴的药容易渗透，激发穴位功效，使疗效叠加。

隔姜灸加药贴一般需要30~40分钟。要事先准备老姜，切成厚度相等的姜片。隔上姜片点燃艾炷，待艾炷燃尽再敷贴上药，只有这样才是正规的三伏灸。当然我们在操作的时候也可以直接艾灸。

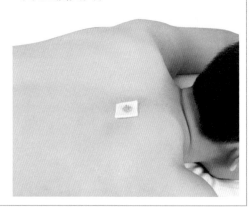

哪些病适合三伏灸

三伏灸尤其适合阳气不足引起的病症，主要用于治疗两大类疾病。

1 过敏性疾病，如支气管哮喘、过敏性鼻炎、老年慢性支气管炎及小孩冬天易感冒等。

2 跟虚寒有关的疾病，如胃痛、关节痛、虚寒头痛、肾虚引起的腰痛，女性痛经、月经不调、不孕等证属虚寒者，以及老年人常见的慢性骨关节病等。

此外，办公一族常见的空调病、颈肩酸痛以及身体亚健康状态，也可尝试三伏灸保健治疗。

三伏灸的时间安排

进行三伏灸，分别在每年的头伏、中伏、末伏选取一天进行阶段性治疗。一般选取三伏中头伏第1天、中伏第1天和末伏第1天，具体时间以中午12点为佳。

当然，也不是只有这3天可以三伏灸，三伏天共40天，都可以进行艾灸，都会有很好的效果。如果是要调理呼吸系统疾病，那么这3天就是最好的，因为头伏、中伏、末伏的第1天都是庚日，性属金应肺。

不过，作为慢性病的治疗，三伏灸一般需要坚持3个疗程，也即连续3个夏天都要按时完成初伏、中伏和末伏的治疗。还可以在三伏灸后进行加强灸，即冬季进行三九灸，以巩固疗效。

三伏灸的注意事项

三伏灸虽然能起到"冬病夏治"的功效，但并不是所有人都适合。疾病的急性发作期、发热、咽喉发炎患者，1岁以下幼儿、孕妇、肺结核患者、严重心肺功能不足者，均不宜三伏灸。皮肤贴外用药容易过敏者也不宜配合贴敷治疗。

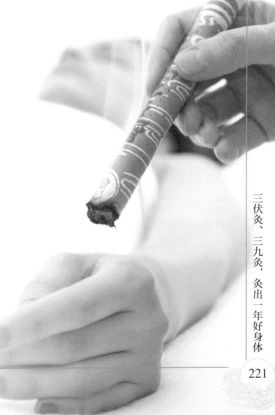

三伏灸、三九灸，灸出一年好身体

三伏灸最有效的四大穴位

肺俞穴

阳气不足，阴寒内盛，容易影响肺的生理功能，进而患上咳嗽、哮喘等症。对于这类问题，在三伏天进行艾灸调理是很有效果的，而首选穴位就是肺俞穴。

肺俞穴是肺脏之气输注的部位，内应于肺脏，故能治疗肺病及肺阴不足之证。肺主气，外合于皮毛，鼻为肺之窍，故可调补肺气治疗皮肤病、鼻病，主治支气管炎、支气管哮喘、肺炎、肺结核、感冒等症。

三伏天艾灸肺俞穴能温补肺气，增强人体免疫功能，预防和治疗各种肺病。

定喘穴

定喘穴属于经外奇穴，位于背部，第7颈椎棘突下，后正中线旁开0.5寸。此穴具有止咳平喘、通宣理肺的功效，主治支气管炎、支气管哮喘、百日咳等。

定喘穴是治疗哮喘的特效穴。三伏天艾灸也是取其温补肺气的作用。可与肺俞穴一起艾灸，补肺效果更好。

一般以上两个穴位只要坚持三伏灸，到了冬天，咳嗽、哮喘的发病率就会大大降低。

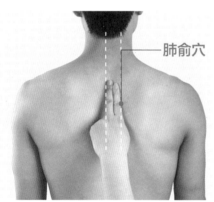

肺俞穴

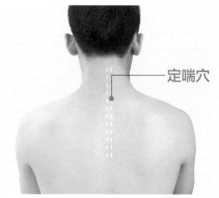

定喘穴

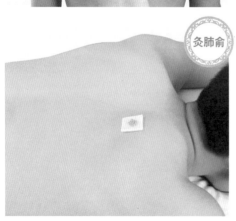

灸肺俞

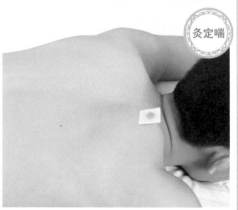

灸定喘

艾灸 祛寒湿看这本就够

膏肓穴

阳气不足，身体阴寒凝重会导致多种慢性病，疾病反过来又会耗损阳气，导致身体羸弱，所以冬病夏治很重要的一个方面是要调理好身体状态，在夏天让身体强壮起来，到了冬天自然就不惧严寒了。

对于三伏灸来说，一定不可忘了膏肓穴。膏肓穴位于人体的背部，第4胸椎棘突下，后正中线旁开3寸（4指宽）处，肩胛骨内侧，一压即疼处即是该穴。艾灸膏肓穴对增强人体正气、提高免疫力是非常有帮助的。

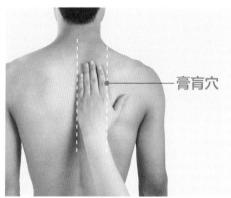

膏肓穴

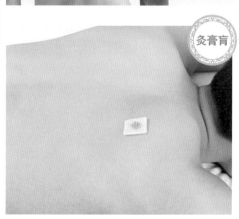

灸膏肓

心俞穴

冬季是心脑血管疾病的高发季节，这与阳气不足、阴寒较重是有直接关系的。阳气不足，会使经络血脉闭塞不通，进而出现心悸、心痛，甚至是脑血栓等。即使是没有心脑血管病史的人，到了冬季也可能会出现胸背冷痛等症状，这都是心血不畅的反映。

要解决这个问题，艾灸心俞穴是不错的选择。心俞穴属膀胱经穴位，是心气输注于背部的穴位，具有很好的理气作用，可以缓解寒邪阻塞气机导致的胸闷、心痛等症。三伏天艾灸此穴，冬天来临就不怕再犯心脑血管疾病了。夏季人容易心烦，艾灸此穴还能起到养血宁心的作用。

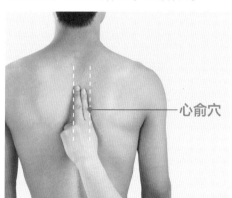

心俞穴

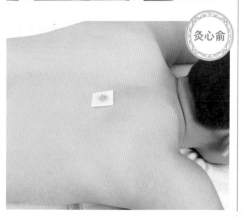

灸心俞

三九灸为身体添阳气，不让旧病复发

常言道："今年冬令进补，明年三月打虎。"进补除了吃，还可以通过艾灸来达到。

三九是一年中最冷的时候，人体阴极阳生，阳气收敛，气血不畅。各种虚寒性疾病趁机而起，此时艾灸相应穴位能温阳益气、祛风散寒，对于防病强身都有显著的效果。

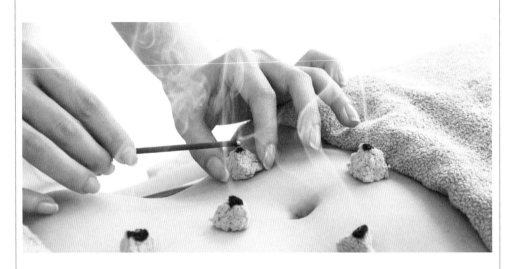

三九灸能提高人体免疫力

根据中医针灸理论，在"天人相应"传统理论指导下，在三九天行艾灸相应穴位，能温阳益气、健脾补肾益肺、祛风散寒，起到通经活络止痛的功效。

将节气、艾灸和穴位三者结合，三九灸能够起到温阳补气、温经散寒的作用，从而提高机体的抗寒和抗病能力，提高人体免疫能力和对气候变化的适应能力，还具有延年益寿的作用。

三九灸能巩固三伏灸的疗效

三伏灸已经起到了一定的补阳除寒的功效，不过，到了冬季，由于寒气加重，身体在内外寒气的作用下，很容易导致旧病复发，所以此时艾灸，等于是为身体添了一把火，让阳气充足，彻底清除体内寒邪。

从某种意义上说，三九灸是三伏灸的延续与补充，可以加强和巩固三伏灸的疗效，两者相配合，阴阳并调，对提高身体防病抗病能力非常有利。

艾灸 祛寒湿看这本就够

三九灸的时间安排

所谓三九，就是从冬至起，每9天为一九，依次为二九、三九。三九灸的时间可选在一九第1天、二九第1天和三九第1天。也可不拘于这3天，只要是在三九天，都可以进行。

哪些病适合三九灸

三九灸能有效增强机体抵抗力，调节亚健康状态，可治疗多种疾病。

1 对反复发作的过敏性病症，如慢性支气管炎、支气管哮喘、过敏性鼻炎，以及体虚感冒咳嗽等，疗效最佳。

2 消化系统疾病，如腹泻、胃痛、厌食、消化不良等。

3 风湿与类风湿关节炎、颈肩腰腿痛、痛经、肌肉疲劳等。

4 对儿童反复长期咳嗽、反复呼吸道感染，小儿虚弱多病、体质偏寒等均有良好的治疗效果和预防作用。

三九灸的注意事项

疾病的急性发作期、发热、咽喉发炎患者，1岁以下幼儿、孕妇、肺结核患者、严重心肺功能不足者，不宜三九灸。皮肤外用药容易过敏者也不宜配合贴敷治疗。

三九天是一年中最冷的时候，艾灸时一定要注意保暖。

另外，冬季是进补的季节，如果要行三九灸，则要注意饮食清淡，不宜食用油腻、辛辣、煎炸等刺激性食物。

冬季皮肤脆弱，如艾灸过程中出现局部水疱，要注意护理，破溃后不要抓挠，以免感染，可涂紫药水进行消毒。

三九灸最有效的四大穴位

命门穴

命门之火是人体生命活力之源，是性机能和生殖能力的根本，对人体的生长、发育、衰老有密切关系，推动着脏腑的生理活动。脏腑有命门之火的温养，才能发挥正常的运化功能。

艾灸命门穴是保持命之火的有效方法。命门穴在两肾俞之间，元气之根本，生命之门户，它掌管先天的元气，因此可以温肾助阳、增加体力、恢复元气。三九天命门之火易衰虚，艾灸命门穴可强肾固本，温肾壮阳，让身体阳气十足，还能迅速让身体恢复活力。

肾俞穴

肾为生命之源，肾阳为一身阳气之本，肾阳不足，阴寒邪气必然会侵扰身体，导致疾病，护好肾阳是防治疾病的根本之法。补肾阳、护肾阳的首选穴位就是肾俞穴。

肾俞穴是肾脏气血输注于后背体表的部位，具有益肾助阳、纳气利水的作用。肾俞常用以改善肾脏与生殖系统疾病，如男性遗精、早泄，女性月经失调、痛经、白带异常、子宫脱垂等。

肾脏的另一功能是代谢水液，三九天，肾容易被寒气所伤，出现泌尿系统疾病，艾灸肾俞穴能强肾固本、温肾壮阳，防止肾病的发生。

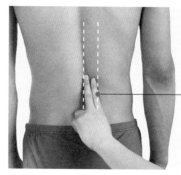
肾俞穴

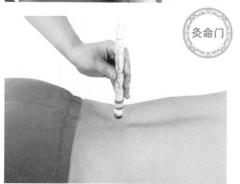
命门穴

灸命门

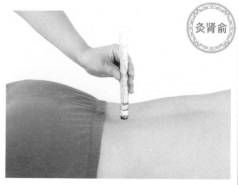
灸肾俞

足三里穴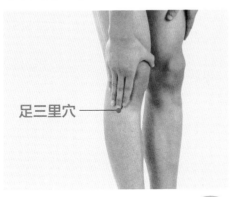

气血是人生存之本，气血的源头则在于脾胃，脾胃好，气血的生化才能顺畅，气血才充足。气血足了，人体阳气才足，所以调好脾胃也是保证阳气的重要方面。

调脾胃最重要的穴位莫过于足三里穴。足三里穴是足阳明胃经的合穴，聚集胃脏精气，具有健脾和胃、扶正培元的作用,对各种慢性疾病都有效，对脾胃疾病效果尤其明显，可改善胃病、呕吐、食欲不振、腹胀腹泻、失眠、高血压、胸闷、糖尿病等多种问题。经常按摩还能延缓老化。

艾灸足三里穴能补益脾胃、扶正培元、调和气血、驱邪防病。是养生保健不可不用的大穴。

涌泉穴

调理肾经是补足人体肾阳的重要方法，刺激肾经上的涌泉穴最为有效。涌泉穴位于足底，肾经的经气由此发出，灌溉周身各处，所以经常艾灸涌泉穴可畅通气血，调理肾经，缓解四肢冰冷，增强人体正气，预防各种疾病。

涌泉穴在足底，屈足卷趾，在足底掌心前面正中凹陷处的前方，约略可见脚底肌肉组成的"人"字纹路，涌泉穴就位于"人"字纹交叉部分。用艾条灸或艾炷隔药物灸15分钟，会有热感上行至下肢。

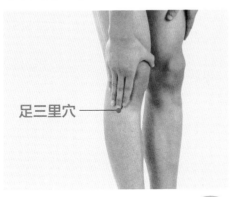

足三里穴

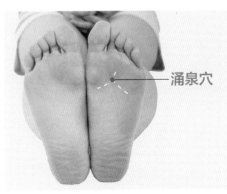

涌泉穴

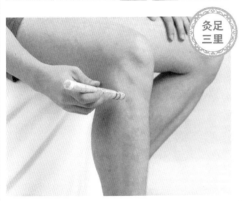

灸足三里

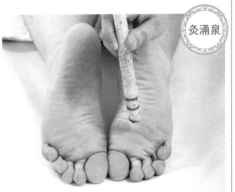

灸涌泉

三伏灸、三九灸，灸出一年好身体

227

附录：本书所使用的穴位灸法速查

常用穴	定位	主治疾病	穴位配伍	灸法
长强穴	在尾骨端下，当尾骨端与肛门连线的中点处（详见P49）	泄泻，痢疾，便秘，便血，痔，癫痫，尿路感染，阴部湿痒，腰脊、尾骶部疼痛	配二白、百会治脱肛、痔	艾条灸10~15分钟
腰阳关穴	俯卧或正坐，后正中线上，第4腰椎棘突下方凹陷处即是（详见P108）	腰骶疼痛，下肢痿痹，月经不调，白带异常，遗精，阳痿，便血	配肾俞、次髎、委中治腰脊冷痛、四肢厥冷、小便频数；配腰夹脊、秩边、承山、飞扬治坐骨神经痛、腰腿痛；配膀胱俞、三阴交治遗尿、尿频	艾炷灸3~5壮，或艾条灸10~15分钟
命门穴	在脊柱区，第2腰椎棘突下凹陷中，后正中线上（详见P47）	虚损腰痛，遗尿，尿频，泄泻，遗精，白浊，阳痿，早泄，白带异常，先兆流产，头晕耳鸣，癫痫，手足逆冷	配肾俞、太溪治遗精、早泄、腰脊酸楚、遗尿、水肿、头昏耳鸣等；配关元、肾俞、神阙治肾虚腹泻；配大肠俞、膀胱俞、阿是穴治寒湿痹腰痛	艾炷灸3~5壮，或艾条灸10~15分钟，可隔姜灸
至阳穴	在背部，当后正中线上，第7胸椎棘突下凹陷中（详见P55）	胸胁胀痛，腹痛，黄疸，咳嗽气喘，腰背疼痛，身热	配曲池、阳陵泉、脾俞治黄疸；配天枢、大肠俞治腹胀、肠鸣、泄泻；配内关、神门治心悸、心痛	艾炷灸3~5壮，或艾条灸10~15分钟
身柱穴	在脊柱区，第3胸椎棘突下凹陷中，后正中线上（详见P108）	身热头痛，咳嗽，气喘，惊厥，癫痫，腰脊强痛，疔疮	配水沟、内关、丰隆、心俞治癫狂痫；配风池、合谷、大椎治肺热咳嗽	艾炷灸3~5壮，或艾条灸10~15分钟
大椎穴	在脊柱区，第7颈椎棘突下凹陷中，后正中线上（详见P46）	发热，疟疾，咳嗽，哮喘，骨蒸潮热，颈项僵直，肩背痛，小儿惊风，癫痫，虚损乏力，中暑，霍乱，呕吐，黄疸，风疹	配肺俞治虚损、盗汗、劳热；配定喘、孔最治哮喘；配腰奇、间使治癫痫	艾炷灸3~5壮，或艾条灸10~15分钟

艾灸 祛寒湿看这本就够

常用穴	定位	主治疾病	穴位配伍	灸法
风府穴	在颈后区，枕外隆凸直下，两侧斜方肌之间凹陷中（详见P148）	癫痫，精神病，中风半身不遂，眩晕，颈项强痛，咽喉肿痛，目痛，鼻出血	配腰俞治足部麻木；配昆仑治癫狂；配二间、迎香治鼻窦炎、鼻出血；配金津、玉液、廉泉治舌强	艾条灸10~15分钟
百会穴	在头部，前发际正中直上5寸（详见P52）	头痛，眩晕，惊悸，健忘，中风不语，癫痫，精神病，耳鸣，鼻塞，痔，腹泻	配天窗治中风失音；配脑空、天枢治偏头痛；配水沟、足三里治低血压	艾条灸10~15分钟
中极穴	在下腹部，脐中下4寸，前正中线上（详见P174）	小便不利，阳痿，早泄，遗精，白带异常，月经不调，痛经，产后恶露不止，水肿	配大赫、肾俞、阴交、三阴交治阳痿、早泄、遗精、月经不调、痛经崩漏、产后恶露不止	艾炷灸3~5壮，或艾条灸10~15分钟
关元穴	在下腹部，脐中下3寸，前正中线上（详见P50）	小腹疼痛，吐泻，痢疾，尿频，尿闭，遗精，阳痿，早泄，月经不调，经闭，痛经，白带异常	配足三里、脾俞治腹痛；配三阴交、血海、中极、阴交治月经不调；配中极、肾俞、命门治阳痿、遗精、早泄	艾炷灸3~5壮，或艾条灸10~15分钟
气海穴	在下腹部，脐中下1.5寸，前正中线上（详见P48）	小腹疾患，肠胃疾患，遗尿，遗精，阳痿，月经不调，痛经，经闭，白带异常，形体瘦弱，四肢乏力	配三阴交治遗精；配关元治产后恶露不止；配足三里、脾俞、胃俞、天枢、上巨虚治胃腹胀痛、呃逆、呕吐	艾炷灸3~5壮，或艾条灸10~15分钟
神阙穴	在腹中部，脐中央（详见P49）	中风虚脱，形惫体乏，绕脐腹痛，腹胀水肿，脱肛，腹泻，便秘，尿失禁，妇女不孕	配公孙、水分、天枢、足三里治泻痢便秘、绕脐腹痛；配长强、气海、关元治尿失禁、肾虚不孕	隔盐隔姜灸3~5壮
中脘穴	在上腹部，脐中上4寸，前正中线上（详见P86）	胃脘痛，腹胀，恶心呕吐，呃逆，积食，泄利，便秘	配梁丘、下巨虚治急性胃肠炎；配阳池、胞门、子宫治腰痛、痛经、月经不调；配气海、足三里、内关、百会治胃下垂	艾炷灸3~5壮，或艾条灸10~15分钟

附录 本书所使用的穴位灸法速查

常用穴	定位	主治疾病	穴位配伍	灸法
上脘穴	在上腹部，脐中上5寸，前正中线上（p82）	胃痛，呕吐，胃酸，呃逆，腹胀，腹泻，黄疸，癫痫	配天枢治霍乱吐泻；配气海治便血，呕血，脘腹胀痛；配足三里治胃痛，泄泻，黄疸，四肢无力；配胃俞治胃脘胀满，食欲不振，呕吐呃逆	艾条灸10~15分钟
巨阙穴	在上腹部，脐中上6寸，前正中线上（p144）	胸痛，心痛，心悸，呕吐，癫痫	配上脘治腹胀，心腹满；配灵道、曲泽、间使治心痛，怔忡；配心俞治心慌，心悸，失眠，健忘，癫痫；配膻中治胸痛，痰喘	艾条灸10~15分钟
膻中穴	位于左右乳头中间的凹陷处（详见P35）	咳嗽气喘，心悸，心烦，产妇少乳，食噎，呃逆	配定喘、鱼际治哮喘、咳嗽；配列缺治外感咳嗽；配内关、中脘治呃逆；配少商、天容治咽喉肿痛；配气舍、合谷治地方性甲状腺肿大；配巨阙、关元治心脏病	艾炷灸3~5壮，或艾条灸10~15分钟
天突穴	在颈前区，胸骨上窝中央，前正中线上（p64）	咳嗽，哮喘，气逆，咯血，咽喉肿痛，食噎，呃逆	配曲池、合谷治急性乳腺炎；配中脘、气海治呕吐反胃；配乳根、合谷、三阴交、少泽治产后缺乳；配厥阴俞、内关治心悸、心烦、心痛	艾条灸5~10分钟
承浆穴	在面部，当颏唇沟的正中凹陷处	口眼歪斜，唇紧，面肿，牙痛，牙出血，牙龈肿，流涎，口舌生疮，糖尿病，小便不禁，癫痫	配委中治牙龈出血；配风府治头项强痛、牙痛	艾条灸5~10分钟
孔最穴	在前臂掌面桡侧，当尺泽与太渊连线上，腕横纹上7寸处（详见P46）	咳嗽，气喘，咯血，咽喉肿痛，肘臂痉挛，痔	配肺俞、尺泽治咳嗽、气喘；配鱼际治咯血	艾炷灸3~5壮，或艾条灸5~15分钟

常用穴	定位	主治疾病	穴位配伍	灸法
列缺穴	在前臂腕掌侧远端横纹上1.5寸，拇短伸肌腱与拇长展肌腱之间，拇长展肌腱沟的凹陷中（详见P58）	伤风，头痛，项强，咳嗽，气喘，咽喉肿痛，口眼歪斜，牙痛	配合谷治伤风头痛、项强；配肺俞治咳嗽、气喘	艾条灸5～15分钟
太渊穴	在腕前区，桡骨茎突与舟状骨之间，拇长展肌腱尺侧凹陷中（详见P138）	咳嗽，气喘，咯血，胸痛，咽喉肿痛，腕臂痛	配尺泽、鱼际、肺俞治咳嗽、咯血、胸痛	艾条灸5～15分钟
少海穴	在肘前区，横平肘横纹，肱骨内上髁前缘（详见P104）	心痛，肘臂痛，头项痛，腋胁痛	配曲池治肘臂痛	艾条灸5～10分钟
神门穴	在腕前区，腕掌侧远端横纹尺侧端，尺侧屈腕肌腱的桡侧缘（详见P74）	心烦，心悸，心痛，健忘，失眠，癫痫，胸胁痛	配内关、心俞治心痛；配内关、三阳交治健忘、失眠	艾条灸5～10分钟
郄门穴	在前臂掌侧，当曲泽与大陵的连线上，腕横纹上5寸（详见P94）	心痛，心悸，胸痛，心烦，咯血，呕血，疔疮，癫痫	配大陵止咯血；配曲泽、大陵治心痛	艾条灸5～10分钟
内关穴	在前臂前区，腕掌侧远端横纹上1寸，掌长肌腱与桡侧腕屈肌腱之间（详见P82）	心痛，心悸，胸痛，胃痛，呕吐，呃逆，失眠，癫痫，抑郁症，眩晕，中风，偏瘫，哮喘，偏头痛，热病，产后血晕，肘臂痛	配公孙治腹痛；配膈俞治胸满；配中脘、足三里治胃脘痛、呕吐、呃逆；配建里除胸闷	艾条灸5～10分钟
大陵穴	在腕掌横纹的中点处，当掌长肌腱与桡侧腕屈肌腱之间（详见P75）	心痛，心悸，胃痛，呕吐，惊悸，癫痫，胸胁痛，腕关节疼痛，喜笑悲恐	配劳宫治心绞痛、失眠；配外关、支沟治腹痛、便秘	艾条灸5～10分钟
合谷穴	在手背，第二掌骨桡侧的中点处（详见P68）	头痛，目赤肿痛，鼻出血，牙痛，口眼歪斜，耳聋，腮腺炎，咽喉肿痛，多汗，腹痛，便秘，经闭	配太阳治头痛；配太冲治目赤肿痛；配迎香治鼻疾；配少商治咽喉肿痛；配地仓、颊车治口眼歪斜	艾炷灸3～5壮，或艾条灸5～15分钟，可隔物灸

常用穴	定位	主治疾病	穴位配伍	灸法
阳溪穴	在腕背横纹桡侧，手拇指向上翘时，当拇短伸肌腱与拇长伸肌腱之间的凹陷中（详见P104）	头痛，目赤肿痛，耳聋，耳鸣，牙痛，咽喉肿痛，手腕痛	配合谷治头痛	艾炷灸3~5壮，或艾条灸5~15分钟
手三里穴	在前臂背面桡侧，当阳溪与曲池连线上，肘横纹下2寸处（详见P104）	牙痛颊肿，上肢不遂，腹痛，腹泻	配曲池治上肢不遂	艾条灸5~15分钟
曲池穴	屈肘成直角，在肘弯横纹尽头处即是（详见P124）	咽喉肿痛，牙痛，目赤痛，荨麻疹，上肢不遂，手臂肿痛，腹痛吐泻，高血压，癫痫	配血海、足三里治荨麻疹；配手三里治上肢不遂；配太冲、大椎治高血压	艾炷灸3~5壮，或艾条灸5~15分钟
肘髎穴	在臂外侧，屈肘，曲池上方1寸，当肱骨边缘处（详见P104）	肘臂疼痛、麻木、痉挛	配曲池治肘臂疾病	艾条灸5~15分钟
肩髃穴	位于肩峰端下缘，肩峰与肱骨大结节之间，三角肌上部中央（详见P102）	颈椎病，肩周炎，上肢不遂，荨麻疹	配肩髎治肩臂疼痛	艾条灸5~15分钟
迎香穴	位于面部，在鼻翼外缘中点旁，当鼻唇沟中（详见P66）	鼻塞，鼻出血，口歪，面痒，胆道蛔虫症	配印堂、合谷主治急慢性鼻炎；配四白、地仓治疗面神经麻痹、面肌痉挛；配阳陵泉、丘墟主治胆道蛔虫症	艾条灸5~10分钟
阳池穴	在腕后区，腕背侧远端横纹上，指伸肌腱的尺侧缘凹陷中（详见P106）	腕痛，肩臂痛，耳聋，疟疾，糖尿病，口干	配合谷、尺泽、曲池、中渚治手臂拘挛	艾炷灸3~5壮，或艾条灸5~15分钟
外关穴	在前臂后区，腕背侧远端横纹上2寸，尺骨与桡骨间隙中点（详见P106）	发热，头痛，颊痛，耳聋，耳鸣，目赤肿痛，胁痛，肩背痛，肘臂屈伸不利，手指疼痛，手颤	配足临泣治颈项强痛、肩背痛；配大椎、曲池治发热性疾病	艾炷灸3~5壮，或艾条灸5~15分钟
肩髎穴	在三角肌区，肩峰角与肱骨大结节两骨间的凹陷中（详	臂痛，肩重不能举	配天宗、曲垣治疗肩背疼痛；配肩井、天池、养老治上肢不	艾条灸5~15分钟

常用穴	定位	主治疾病	穴位配伍	灸法
翳风穴	在颈部，耳垂后方，乳突下端前方凹陷中（详见P70）	耳鸣，耳聋，口眼歪斜，牙关紧闭，颊肿，肿痛	配地仓、承浆、水沟、合谷治口噤不开	艾条灸3~5分钟
后溪穴	微握拳，位于第5指掌关节后尺侧的远侧掌横纹头赤白肉际（详见P100）	头项强痛，目赤，耳聋，咽喉肿痛，腰背痛，癫痫，疟疾，手指及肘臂挛痛	配列缺、悬钟治项强痛；配人中治急性腰扭伤	艾条灸5~15分钟
隐白穴	在足趾，大趾末节内侧，趾甲根角侧后方0.1寸（指寸）（详见P170）	腹胀，便血，尿血，月经过多，月经不止，癫痫，多梦，惊风	配地机、三阴交治疗出血症	艾条灸5~10分钟
公孙穴	在足内侧缘，当第一跖骨基底部的前下方（详见P92）	胃痛，呕吐，腹痛，泄泻，痢疾	配中脘、内关治胃酸过多、胃痛	艾条灸5~10分钟
三阴交穴	在小腿内侧，内踝尖上3寸，胫骨内侧缘后际（详见P74）	肠鸣腹胀，腹泻，月经不调，带下，不孕，滞产，遗精，阳痿，遗尿，疝气，失眠，下肢不遂	配足三里治肠鸣泄泻；配中极治月经不调；配大敦治疝气；配内关、神门治失眠	艾条灸5~10分钟
地机穴	在小腿内侧，阴陵泉下3寸，胫骨内侧缘后际（p172）	腹痛，腹泻，小便不利，水肿，月经不调，痛经，遗精	配血海治月经不调；配肾俞、中极、三阴交治痛经	艾条灸10~15分钟
阴陵泉穴	在小腿内侧，胫骨内侧髁下缘与胫骨内侧缘之间的凹陷中（详见P55）	腹胀，腹泻，水肿，黄疸，小便不利或失禁，膝痛	配肝俞、至阳治黄疸；阴陵泉透阳陵泉治膝痛	艾条灸5~10分钟
血海穴	屈膝，在大腿内侧，髌底内侧端上2寸，当股四头肌内侧头的隆起处（详见P94）	月经不调，崩漏，经闭，荨麻疹，湿疹，皮肤感染	配三阴交治月经不调；配曲池治荨麻疹	艾条灸5~10分钟
大横穴	在腹中部，距脐中4寸（详见P93）	泄泻，便秘，腹痛	配天枢、足三里治腹痛	艾炷灸3~5壮，或艾条灸5~10分钟

常用穴	定位	主治疾病	穴位配伍	灸法
涌泉穴	在足底，屈足卷趾时足心最凹陷中（详见P54）	头晕，眼花，咽喉痛，失音，小便不利，便秘，小儿惊风，昏厥	配然谷治喉痹；配太冲、百会治头项痛	艾条灸5～10分钟
太溪穴	平放足底，太溪穴位于足内侧，内踝后方与足跟骨筋腱之间的凹陷处（详见P78）	头痛目眩，咽喉肿痛，齿痛，耳聋耳鸣，咳嗽气喘，糖尿病，月经不调，失眠，健忘，遗精，阳痿，小便频数，腰脊痛，下肢冷，内踝肿痛	配然谷治热病烦心，多汗；配肾俞治肾胀；配支沟、然谷治心痛	艾条灸5～10分钟
照海穴	在足内侧，内踝尖下方凹陷处（详见P54）	咽喉干燥，失眠，嗜睡，惊恐不宁，目赤肿痛，月经不调，痛经，白带异常，疝气，小便频数，脚气	配列缺、天突、太冲、廉泉治咽喉病症；配神门、风池、三阴交治阴虚火旺之失眠症	艾条灸5～10分钟
复溜穴	在小腿内侧，内踝尖上2寸，跟腱的前缘（详见P160）	泄泻，肠鸣，水肿，腹胀，腿肿，下肢不遂，盗汗，身热无汗，腰脊痛	配后溪、阴郄治盗汗不止	艾条灸5～10分钟
大赫穴	在下腹部，脐中下4寸，前正中线旁开0.5寸（p196）	阴部痛，子宫脱垂，遗精，带下，月经不调，痛经，不孕，腹泻，痢疾	配阴交、肾俞、带脉、大敦、中极治阳痿、遗精、带下；配命门、肾俞、志室、中极、关元治男科病、不育症	艾条灸10～15分钟
太冲穴	在足背，第1、第2跖骨间，跖骨底结合部前方凹陷中，或触及动脉搏动（详见P142）	头痛，眩晕，疝气，月经不调，小便不利，遗尿，小儿惊风，癫痫，胁痛，腹胀，黄疸，呕吐，呃逆，咽痛，目赤肿痛，膝股内侧痛，足肿，下肢不遂	配肝俞、膈俞、太溪、血海治贫血、羸瘦；配间使、鸠尾、心俞、肝俞治癫痫	艾条灸10～15分钟
乳根穴	在胸部，第5肋间隙，前正中线旁开4寸（p190）	肘臂部疼痛，麻木，痉挛	配曲池治肘臂疾病	艾条灸10～15分钟

常用穴	定位	主治疾病	穴位配伍	灸法
天枢穴	在腹部，横平脐中，前正中线旁开2寸（p86）	腹痛、腹胀、便秘、腹泻、痢疾等胃肠病；月经不调、痛经等妇科疾患	配上巨虚治急性细菌性痢疾；配足三里治小儿腹泻；配上巨虚治急性阑尾炎；配大肠俞、足三里治肠炎；配中极、三阴交、太冲治月经不调，痛经	艾条灸10～15分钟，隔姜灸10～15分钟
梁丘穴	在股前区，髌底上2寸，股外侧肌与股直肌肌腱之间（详见P92）	膝肿痛，下肢不遂，胃痛，乳痈，血尿	配足三里、中脘治胃痛	艾炷灸3～5壮，或艾条灸5～10分钟，可药物灸
犊鼻穴	屈膝，在膝部，髌骨与髌韧带外侧凹陷中（详见P118）	膝痛，下肢不遂，膝关节屈伸不利	配阳陵泉、足三里治膝痛	艾条灸5～10分钟
足三里穴	在小腿外侧，犊鼻下3寸，犊鼻与解溪连线上（详见P53）	胃痛，呕吐，食噎，呃逆，腹胀，腹泻，痢疾，便秘，乳痈，肠痈，下肢痹痛，水肿，癫痫，脚气，虚劳消瘦	配中脘、梁丘治胃痛；配内关治呕吐；配气海治腹胀	艾炷灸3～5壮，或艾条灸5～10分钟
上巨虚穴	在小腿外侧，犊鼻下6寸，犊鼻与解溪的连线上（p90）	肠鸣、腹痛、腹泻、便秘等肠胃疾患，下肢不遂	配足三里、气海治便秘、泄泻	艾条灸10～15分钟
丰隆穴	在小腿外侧，外踝尖上8寸，胫骨前肌的外缘（详见P51）	头痛，眩晕，痰多咳嗽，呕吐，便秘，水肿，癫痫，下肢不遂	配风池治眩晕；配膻中、肺俞治痰多咳嗽	艾炷灸或温针灸5～7壮，或艾条灸5～10分钟
解溪穴	在足背踝关节横纹中央凹陷处，当拇长伸肌与趾长伸肌腱之间（p120）	癫痫，精神病，头痛，腿神经麻痹，踝关节周围组织扭伤，胃炎，肠炎，高血压	配条口、丘墟、太白治膝股肿痛，脚转筋；配血海、商丘治腹胀；配商丘、丘墟、昆仑、太溪治踝部痛	艾条灸10～15分钟

附录 本书所使用的穴位灸法速查

常用穴	定位	主治疾病	穴位配伍	灸法
听会穴	在面部，耳屏间切迹与下颌骨髁突之间的凹陷中（p70）	耳鸣，耳聋，牙痛，口眼歪斜	配听宫、翳风治耳聋、耳鸣	艾条灸5~10分钟
风池穴	在颈后区，枕骨之下，胸锁乳突肌上端与斜方肌上端之间的凹陷中（详见P58）	头痛，眩晕，颈项强痛，目赤痛流泪，鼻出血，耳聋，中风，口眼歪斜，疟疾，热病，感冒	配合谷、丝竹空治偏正头痛；配脑户、玉枕、风府治目痛；配百会、太冲、水沟、十宣治中风	温针灸3~5壮，或艾条灸5~10分钟
肩井穴	在肩胛区，第7颈椎棘突与肩峰最外侧点连线的中点（详见P98）	肩背痹痛，手臂不举，颈项强痛，急性乳腺炎，中风，肿瘤，难产，诸虚百损	配足三里、阳陵泉治脚气酸痛	艾炷灸或温针灸3~7壮，或艾条灸5~10分钟
环跳穴	在臀区，股骨大转子最凸点与骶管裂孔连线的外1/3与中1/3交点处（详见P116）	腰胯疼痛，半身不遂，下肢不遂，遍身风疹，腰扭伤，膝踝肿痛不能转侧	配风市、膝阳关、阳陵泉、丘墟治坐骨神经痛；配髀关、伏兔、风市、犊鼻、足三里、阳陵泉治小儿麻痹、中风半身不遂	直接灸3~7壮，或艾条灸5~15分钟
膝关穴	在膝外侧，当股骨外上髁上方的凹陷处（详见P55）	膝肿痛，腿抽筋，小腿麻木	配环跳、承筋治下肢麻木；配血海、膝关、犊鼻、丰隆、曲池、合谷治膝关节炎	艾炷灸或温针灸3~5壮，或艾条灸5~10分钟
阳陵泉穴	在小腿外侧，当腓骨小头前下方凹陷处（详见P110）	半身不遂，下肢不遂，膝肿痛，胁肋痛，口苦，呕吐，黄疸，小儿惊风	配曲池治半身不遂；配日月、期门、胆俞、至阳治黄疸、胆囊炎、胆结石；配足三里、上廉治胸胁痛	直接灸3~7壮，或艾条灸5~15分钟
悬钟穴	在小腿外侧，当外踝尖上3寸，腓骨前缘（详见P53）	半身不遂，颈项强痛，胸腹胀满，胁肋疼痛，膝腿痛	配内庭治心腹胀满；配昆仑、合谷、肩髃、曲池、足三里治中风半身不遂；配后溪、列缺治项强、落枕	直接灸3~7壮，或艾条灸5~15分钟
天柱穴	在颈后区，横平第2颈椎棘突上际，斜方肌外缘凹陷中（p68）	颈椎酸痛，落枕，肩周炎，高血压，目眩，头痛	配大椎治头痛、项强	艾条灸5~10分钟
大杼穴	在第1胸椎棘突下，陶道穴旁开1.5寸（详见P100）	咳嗽，发热，项强，肩背痛	配肩中俞、肩外俞治肩背痛	艾炷灸3~5壮，或艾条灸5~10分钟

常用穴	定位	主治疾病	穴位配伍	灸法
风门穴	在脊柱区，第2胸椎棘突下，后正中线旁开1.5寸（详见P58）	伤风，咳嗽，发热头痛，项强，胸背痛	配肺俞、大椎治咳嗽、气喘；配合谷治伤风咳嗽	艾炷灸3～5壮，或艾条灸5～10分钟
肺俞穴	在脊柱区，第3胸椎棘突下，后正中线旁开1.5（详见P62）	咳嗽，气喘，吐血，肺结核，盗汗，鼻塞	配风门治咳嗽喘喘；配合谷、迎香治鼻疾	艾炷灸5～7壮，或艾条灸5～10分钟
膏肓穴	在脊柱区，第4胸椎棘突下，后正中线旁开3寸（p134）	咳嗽，气喘，肺结核，健忘，遗精，消化不良	配尺泽、肺俞治喘咳	艾条灸10～15分钟
心俞穴	在脊柱区，第5胸椎棘突下，后正中线旁开1.5寸（详见P132）	心痛，惊悸，咳嗽，吐血，失眠，健忘，盗汗，遗精，癫痫	配巨阙、内关治心痛、惊悸；配内关、神门治失眠、健忘	艾炷灸5～7壮，或艾条灸5～10分钟
肝俞穴	在背部，当第9胸椎棘突下，旁开1.5寸（详见P55）	黄疸，胁痛，吐血，目赤，目眩，白内障，癫痫，脊背痛	配支沟、阳陵泉治胁痛；配太冲治目眩	艾炷灸5～7壮，或艾条灸5～10分钟
脾俞穴	在脊柱区，第11胸椎棘突下，后正中线旁开1.5寸（详见P72）	腹胀，黄疸，呕吐，腹泻，痢疾，便血，水肿，背痛	配足三里治便秘	艾炷灸5～7壮，或艾条灸5～10分钟
胃俞穴	在脊柱区，第1、2胸椎棘突下，后正中线旁开1.5寸（详见P80）	胸胁痛，胃脘痛，呕吐，腹胀，肠鸣	配中脘、梁丘治胃痛	艾炷灸5～7壮，或艾条灸5～10分钟
三焦俞穴	位于第1腰椎棘突下，旁开1.5寸（p78）	肠鸣，腹胀，呕吐，泄泻，痢疾，水肿，腰背强痛	配气海、足三里治肠鸣、腹胀	艾炷灸5～7壮，或艾条灸10～15分钟
肾俞穴	在脊柱区，第2腰椎棘突下，后正中线旁开1.5寸（详见P72）	遗尿，遗精，阳痿，月经不调，白带，水肿，耳鸣，耳聋，腰痛	配太溪、三阴交治月经不调；配翳风、耳门治耳鸣、耳聋	艾炷灸5～7壮，或艾条灸5～10分钟

常用穴	定位	主治疾病	穴位配伍	灸法
志室穴	在腰区，第2腰椎棘突下，后正中线旁开3寸（p194）	腹胀，肠鸣，呕吐，泄痢，胃炎，胃痉挛，消化不良，肠炎，小便不利，遗精，阳痿，月经不调，水肿，腰脊痛	配气海、足三里治肠鸣、腹胀	艾炷灸5~7壮，或艾条灸10~15分钟
委中穴	在腘横纹中点，当股二头肌腱与半腱肌肌腱的中间（详见P116）	腰痛，下肢不遂，腹痛，吐泻，小便不利，遗尿，皮肤病	配大肠俞治腰痛	艾炷灸3~5壮，或艾条灸5~10分钟
昆仑穴	在足部外踝后方，当外踝尖与跟腱之间的凹陷处（详见P122）	头痛，项强，目眩，癫痫，难产，腰骶疼痛，脚跟肿痛	配风池治头痛、目眩	艾炷灸5~9壮，或艾条灸5~10分钟
定喘穴	在脊柱区，横平第7颈椎棘突下，后正中线旁开0.5寸（p64）	哮喘，支气管炎，支气管哮喘，百日咳，落枕，肩背痛	配肺俞、中府治咳喘	艾条灸10~15分钟
印堂穴	位于面部，两眉头连线中点（p66）	头痛，头晕，鼻炎，目赤肿痛，三叉神经痛，失眠，高血压	配攒竹、丝竹空、四白、太阳治目痛；配迎香、合谷、风府、鱼际治鼻塞；配太阳、风池治头痛；配丝竹空、头维治眩晕	艾条灸3~5分钟
腰眼穴	位于背部第4腰椎棘突下，旁开3.5寸凹陷中（p114）	虚弱瘦弱，肺结核，腰痛，腹痛，妇科炎症，消渴，尿频，遗尿	配大椎、陶道、肺俞、膏肓、关元、足三里治虚劳咳嗽	艾条灸10~15分钟，或艾柱灸5~7壮

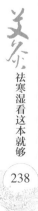

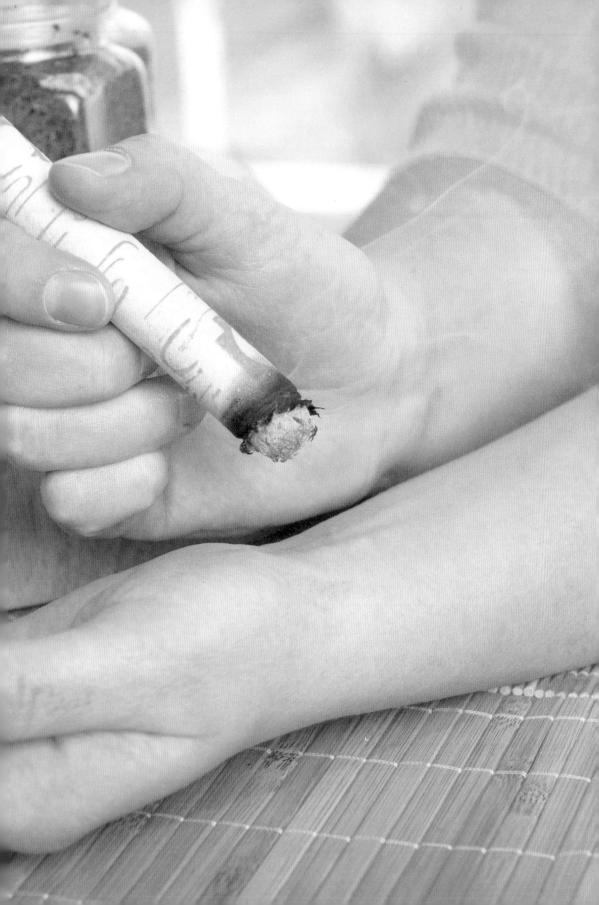

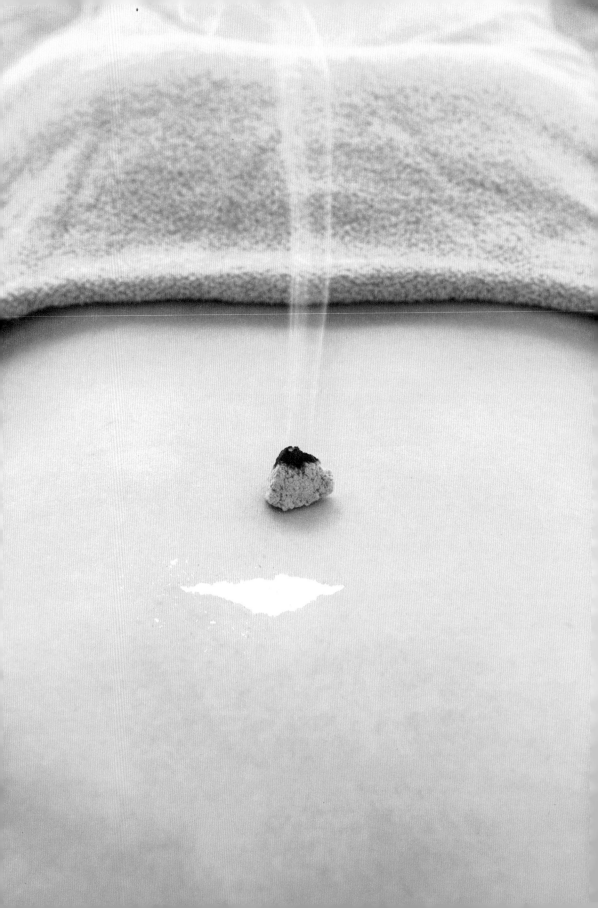